国家卫生健康委员会"十四五"规划教材配套教材

全国高等学校配套教材

供医学影像学专业用

人体断层影像解剖学实验指导

第3版

主　编　王　莹　张立娜

副主编　陈成春　黄明玉　朴成浩　赵　建

编　委（以姓氏笔画为序）

王　莹	牡丹江医学院	张雪君	天津医科大学
王　慧	中南大学基础医学院	陈成春	温州医科大学
王希明	苏州大学附属第一医院	陈忠恒	青岛大学青岛医学院
王振宇	中国医科大学	武　俊	大连医科大学附属第二医院
王震寰	蚌埠医学院	赵　云	三峡大学医学院
韦　力	广西医科大学	赵　建	河北医科大学第三医院
史宏志	沈阳市骨科医院	赵振美	山东第一医科大学
付升旗	新乡医学院	胡光强	西南医科大学
冯　璟	陕西中医药大学	姜　东	锦州医科大学
朴成浩	沈阳医学院附属第二医院	徐海波	武汉大学中南医院
刘宝全	哈尔滨医科大学	高　海	中国医科大学
刘海岩	吉林大学白求恩医学部	高万春	重庆大学附属黔江医院
李　东	天津医科大学总医院	黄文华	南方医科大学
李　健	成都医学院	黄明玉	青海大学医学院
余　彦	贵州医科大学	黄海辉	福建医科大学
邹智荣	昆明医科大学	崔广和	滨州医学院附属医院
张　慧	长沙医学院	鲜军舫	首都医科大学附属北京同仁医院
张立娜	中国医科大学附属第一医院	谭　艳	山西医科大学第一医院

人民卫生出版社

·北　京·

图书在版编目（CIP）数据

人体断层影像解剖学实验指导 / 王莹，张立娜主编
. —3 版. —北京：人民卫生出版社，2023.4
全国高等学校医学影像学专业第五轮规划教材配套教材
ISBN 978-7-117-34688-7

Ⅰ. ①人… Ⅱ. ①王… ②张… Ⅲ. ①断面解剖学－
实验－医学院校－教学参考资料 Ⅳ. ①R322-33

中国国家版本馆 CIP 数据核字（2023）第 051589 号

人卫智网	www.ipmph.com	医学教育、学术、考试、健康， 购书智慧智能综合服务平台
人卫官网	www.pmph.com	人卫官方资讯发布平台

人体断层影像解剖学实验指导
Renti Duanceng Yingxiang Jiepouxue Shiyan Zhidao
第 3 版

主　　编：王　莹　张立娜
出版发行：人民卫生出版社（中继线 010-59780011）
地　　址：北京市朝阳区潘家园南里 19 号
邮　　编：100021
E - mail：pmph @ pmph.com
购书热线：010-59787592　010-59787584　010-65264830
印　　刷：中农印务有限公司
经　　销：新华书店
开　　本：787×1092　1/16　　印张：6
字　　数：146 千字
版　　次：2010 年 11 月第 1 版　　2023 年 4 月第 3 版
印　　次：2023 年 5 月第 1 次印刷
标准书号：ISBN 978-7-117-34688-7
定　　价：39.00 元

打击盗版举报电话：010-59787491　**E-mail**：WQ @ pmph.com
质量问题联系电话：010-59787234　**E-mail**：zhiliang @ pmph.com
数字融合服务电话：4001118166　**E-mail**：zengzhi @ pmph.com

前　言

　　人体断层影像解剖学是人体解剖学的分支之一，是以断层影像为导向、以断层影像中的人体结构为学习研究对象，分解剖析断层影像中人体组织、器官、结构的位置、形态、毗邻关系、组织特性及其变化规律的一门学科。《人体断层影像解剖学实验指导》第3版为国家卫生健康委员会"十四五"规划教材《人体断层影像解剖学》第5版的配套教材，以服务于人体断层影像解剖学实验教学为主要目标，帮助医学生和青年教师掌握断层解剖标本的观察方法，养成良好的断层影像学思维模式，将断层实体与断层影像相结合，实现了从系统解剖学和局部解剖学向断层影像学的过渡、从基础向临床影像的过渡。

　　本配套教材内容编排从实验全过程出发，按照实验步骤依次进行，重点内容为断层标本的观察方法及器官、结构的辨认，旨在提高医学生的综合素质和加强能力培养。内容及章节的编排以《人体断层影像解剖学》第5版为依据，在《人体断层影像解剖学实验指导》第2版的基础上进行优化和补充，更新和增加了与临床影像发展相适应的新内容和新图片，使其更具有实验的指导性。全书包括头部、颈部、胸部、腹部、盆部与会阴、四肢、脊柱区共七章，每章内容大致包括四个部分：实验目标、实验教具、实验内容及方法、实验报告。重点内容是实验内容及方法，包括观察方法、观察内容及层面，重点介绍重要器官、结构在连续横状、矢状和冠状断层解剖的配布规律，并结合重要断层及影像图片来观察、学习。本配套教材主要适用于医学院校各层次的医学影像学专业必修课和临床医学专业必修课、选修课及研究生教育，对高等医学院校的青年教师和临床医师等也具有重要的参考价值。

　　本书由从事医学影像学专业的基础与临床医学专家共同撰写而成，是集体智慧的结晶。在此，对所有为本书作出贡献的同仁们表示衷心感谢。由于编者水平有限，难免有不足之处，敬请读者批评指正，以使教材日臻完善。

王　莹　张立娜

2022年6月

目　录

第一章 头 部

第一节 颅脑的横断层和影像解剖

【实验目标】

1．辨认中央沟、顶枕沟和外侧沟，观察其标志，区分额叶、顶叶、枕叶、颞叶和岛叶。

2．辨认中央前沟和中央后沟，区分中央前回与中央后回。

3．在额叶辨认额上沟、额下沟和额上回、额中回、额下回。

4．在顶叶辨认顶内沟，区分顶上小叶与顶下小叶。

5．在颞叶辨认颞上沟、颞下沟和颞上回、颞中回、颞下回及颞横回。

6．在大脑半球上外侧面辨认缘上回、角回和布罗卡区，理解其临床意义。

7．在大脑半球内侧面辨认额内侧回、中央旁小叶、扣带沟、扣带回、顶枕沟、楔前叶、楔叶、扣带回峡和距状沟前部、距状沟后部。

8．查看半卵圆中心的位置，理解其形成及 CT、MRI 图像上的表现。

9．观察胼胝体的形态及各部的位置变化。

10．查看侧脑室各部的位置及形态、第三脑室和第四脑室的位置及断面形态。

11．查看尾状核、豆状核、丘脑、屏状核和杏仁核的位置及形态变化。

12．观察尾状核与侧脑室各部的位置关系。

13．观察内囊、外囊和最外囊的形成、分布及 CT、MRI 图像上的表现，理解其临床意义。

14．查看岛盖的位置及组成。

15．观察透明隔和穹窿的形态变化及其与第五脑室的关系。

16．观察大脑镰和小脑幕的形态变化及其在 CT 图像上的表现，理解小脑幕在确定幕上、幕下结构中的意义。

17．查看海马旁回、海马旁回钩、海马和舌回，理解海马的形成。

18．观察中脑、脑桥和延髓的形态变化及与其相连的脑神经。

19．观察鞍上池、帆间池、大脑大静脉池、四叠体池、脑桥小脑角池和小脑延髓池的位置、形态及连通。画出鞍上池的形态及其毗邻结构。

20．查看小脑扁桃体的位置及形态，理解其临床意义。

21．观察上矢状窦、下矢状窦、直窦、窦汇、横窦和乙状窦的形态及延续关系。

【实验教具】

1．标本

（1）整脑和脑的正中矢状切面。

（2）在体的大脑镰和小脑幕。

（3）颅脑的连续横断层标本，层厚 5mm。

2．模型

（1）基底神经核。

（2）脑室铸型。

3．多媒体课件 脑的正中矢状断层及岛叶、大脑半球上外侧面、大脑半球内侧面、脑底面、脑的水平断层、脑的冠状断层、脑的内部结构、小脑、脑干腹侧面及背侧面、脑脊液循环模式图、硬脑膜及硬脑膜窦。

4．CT 和 MRI 图像

（1）颅脑的连续横断层 CT 图像，层厚 5～10mm。

（2）颅脑的连续横断层 MRI T_1、T_2 加权像，层厚 5～10mm。

【实验内容及方法】

一、观 察 方 法

首先，观察脑及其被膜的整体标本、模型和挂图，使脑沟、脑回、基底核、连合纤维、脑室和脑池等在头脑里形成立体概念。其次，用断层连续追踪的方法，在颅脑横断层标本上辨认脑沟和脑回等重要结构，对一些不清楚的结构可采取连续追踪的观察方法，或将横断层标本叠加起来，使其恢复原来的整体状态，对有空腔的管道可用软铁丝穿通来进行辨认。切忌"从断层到断层"，即仅对一个个层面上结构的形态、位置及毗邻关系进行"死记硬背"，而要养成"从整体到断层，由断层再返回整体"的断层影像思维模式，重点是掌握形态及其位置、毗邻关系的连续性变化规律，以适应不同个体和不同锯切方法的需要。最后，在基本掌握颅脑横断层标本后，在 CT、MRI 图像上与断层标本进行对照观察，了解内囊等结构在影像上的位置、形态及表现，从标本过渡到活体影像，实现学习断层解剖学的目的，为临床影像的定位诊断奠定坚实的基础。

二、观察内容及层面

1．观察内容

（1）大脑半球的重要沟和分叶：外侧沟、中央沟和顶枕沟、额叶、顶叶、枕叶、颞叶和岛叶。

（2）大脑半球各叶的主要脑沟和脑回

1）额叶：中央前沟、中央前回、额上沟、额下沟、额上回、额中回、额下回、额内侧回和中央旁小叶前部。

2）顶叶：顶内沟、顶上小叶、顶下小叶、缘上回、角回、楔前叶和中央旁小叶后部。

3）颞叶：颞上沟、颞下沟、颞上回、颞中回、颞下回、颞横回、枕颞内侧回、枕颞外侧回、海马旁回和海马旁回钩。

4）枕叶：距状沟、楔叶、舌回。

5）岛叶：岛盖。

（3）基底核区：尾状核、豆状核、屏状核、杏仁核、丘脑、内囊、外囊和最外囊。

（4）大脑髓质：胼胝体、前连合、穹窿连合和半卵圆中心。

（5）脑室系统：侧脑室、室间孔、第三脑室、第四脑室、中脑水管、第五脑室和第六脑室。

（6）硬脑膜及硬脑膜窦：大脑镰、小脑幕、小脑镰、上矢状窦、下矢状窦、直窦、窦汇、横窦和乙状窦。

（7）脑池：大脑纵裂池、外侧窝池、大脑大静脉池、四叠体池、脚间池、环池、鞍上池、桥池和小脑延髓池。

（8）小脑：小脑半球、小脑蚓、齿状核、小脑上脚、小脑中脚、小脑下脚和小脑扁桃体。

（9）脑干：中脑、脑桥、延髓、红核、黑质、上丘、下丘和脑神经。

（10）CT和MRI图像：脑沟、脑回、脑室和脑池等主要结构在CT、MRI图像上的表现。

2. 观察层面

（1）颅脑横断层的分布：颅脑横断层可分为上、中、下三部分，上部为胼胝体干和尾状核体出现以上的层面，大脑半球被大脑镰分隔为左、右两部分；中部为基底核区所在的层面，由胼胝体等连合纤维将大脑半球连成一体；下部为自鞍上池以下的层面，脑组织被大脑外侧窝池和小脑幕等分为数块，随层面下移则脑块逐渐减少。

（2）颅脑上部的横断层：一般有5～6个层面，以经半卵圆中心的横断层为例（图1-1-1），此部分主要是辨认中央沟和顶枕沟，以区分额叶、顶叶和枕叶，为临床颅脑外伤和硬膜外血肿的定位诊断提供解剖学依据。

图1-1-1　经半卵圆中心的横断层

1. 扣带回；2. 扣带沟；3. 额上回；4. 额中回；5. 中央前沟；6. 中央前回；7. 中央沟；8. 中央后回；9. 中央后沟；10. 缘上回；11. 枕叶；12. 上矢状窦；13. 顶枕沟；14. 半卵圆中心。

中央沟一般位于层面的中部偏前，呈不被中断的较深的沟，其前、后方有中央前沟和中央后沟与之平行，且中央前回较中央后回宽，据此，基本上可以确认中央沟。中央沟以前的部分为额叶，中央沟后方的部分为顶叶。在额叶上，根据髓质向外周延伸形成的条索状突起来辨认额上回、额中回、额下回及其间的额上沟、额下沟。在近似横位的中央前回的前方，额上回呈前后走行，且最先出现于中央前回的前方，额中回和额下回随层面下移则依次出现。额上回、额中回、额下回在额叶层面上自前向后依次排列，其间的脑沟依次为额上沟和额下沟。在顶叶上，稍向前外侧斜行的中央后回后方为顶上小叶；顶内沟出现于顶上小叶的后方，一般起自中央后沟，较深，自前外向后内斜行。顶内沟分隔前内方的顶上小叶与后外方的顶下小叶，在顶内沟消失和外侧沟出现之前，中央后回后方的脑回为顶下小叶内的缘上回,其包绕外侧沟末端而形成。

顶枕沟出现于正中线后方的两侧,较深且明显,由后内斜向前外,随层面下移则其逐渐向前,至胼胝体干出现时消失。顶枕沟前方为顶叶,后方是枕叶。大脑镰两侧的顶叶主要为前方的中央旁小叶后部和后方的楔前叶;当中央旁小叶消失后,楔前叶前方出现顶下沟,其分隔前方的扣带回(属边缘叶)与后方的楔前叶。大脑镰两侧的顶叶主要为楔叶。

大脑镰前后走行,分隔两侧的大脑半球;其前、后端与颅骨相连处有三角形的上矢状窦断面。大脑镰与大脑半球内侧面之间为成对的大脑纵裂池。大脑镰两侧的额叶主要为额内侧回和中央旁小叶前部;当中央旁小叶消失后,其下部层面上出现较深的扣带沟和扣带回,位于额内侧回与顶下沟之间。

半卵圆中心出现于胼胝体干、尾状核体和侧脑室中央部的上一层面上,位于两侧大脑半球内,为宽阔的髓质区,因大致呈卵圆形而得名。半卵圆中心为横断层上的典型结构,是颅脑横断层上、中部的分界线。半卵圆中心由胼胝体和投射纤维等组成,在 CT 图像上呈低密度区,MRI T_1 加权像上呈高信号区。

(3)颅脑中部的横断层:一般有 4～5 个层面,以经室间孔的横断层为例(图 1-1-2),主要观察基底核区、侧脑室和第三脑室的位置、形态及变化;同时辨认外侧沟和距状沟,以区分额叶、顶叶与颞叶及枕叶内侧面的脑回,为临床脑梗死和脑出血的影像定位诊断提供形态学基础。

图 1-1-2 经室间孔的横断层

1.额窦;2.扣带沟;3.扣带回;4.胼胝体膝;5.透明隔;6.侧脑室前角;7.穹窿柱;8.室间孔;9.第三脑室;10.苍白球;11.外侧沟;12.岛叶;13.屏状核;14.丘脑;15.尾状核尾;16.颞横回;17.颞上回;18.颞中回;19.上矢状窦;20.距状沟;21.胼胝体压部;22.海马伞;23.侧脑室后角;24.内囊后肢;25.内囊膝;26.壳;27.内囊前肢;28.尾状核头;29.额下回;30.额中回;31.额上回;32.大脑外侧窝池。

中部横断层上的胼胝体干最先出现,呈 X 形,位于层面的中央,使左、右大脑半球连成一体。随层面下移则胼胝体分为前、后两部分。前部为胼胝体膝,后部为胼胝体压部。

基底核区位于胼胝体膝与胼胝体压部(或中脑)之间,主要结构为内囊。内囊位于靠近中线的丘脑（后方）、尾状核头（前方）与外侧的豆状核之间，两侧呈> <形的宽厚白质板，可分为尾状核头与豆状核之间的内囊前肢、丘脑与豆状核之间的内囊后肢和前、后肢之间的内囊膝，在 CT 图像上内囊较灰质核团的密度稍低。豆状核外侧至岛叶皮质之间为外囊、屏状核和最外囊。尾状核体位于胼胝体干和侧脑室中央部的外侧，尾状核尾和杏仁核居侧脑室下角的前壁。

侧脑室呈不规则形，横断层上先出现其新月形的中央部，随层面下移则分为额叶内的侧脑室前角和枕叶内的侧脑室后角或颞叶内的侧脑室下角两部分。侧脑室前角位于胼胝体膝、透明隔与尾状核头之间，向后可经室间孔通第三脑室；个别人的透明隔之间形成腔隙，即第五脑室。侧脑室后角内含有丰富的脉络丛，其内可见由距状沟前部压迫脑回突入脑室而形成隆起的禽距。侧脑室下角较长，一般占据 3 个层面，其内下壁有卷曲的海马；在下角内也可见到由侧副沟压迫脑回而形成突起的侧副隆起。

第三脑室为正中矢状位的裂隙，位于两侧丘脑（上部）和下丘脑（下部）之间。在第三脑室首次出现或出现之前的层面上，其后方有尖伸向前的三角形腔隙即帆间池，其与第三脑室之间隔以脉络丛，要注意两者的鉴别方法。第三脑室中部有丘脑间黏合横过，经此层面的第三脑室被分为前、后两部分。随断层下移则第三脑室变窄、变小，向前下伸入两侧下丘脑之间。

外侧沟出现于胼胝体干层面上，位于大脑半球的上外侧面，为最深的脑沟，随层面下移则其由 - 字形变为 Y 形。因缘上回包绕于外侧沟末端，故在外侧沟首次出现的层面上，其前方为额叶和顶叶的中央后回，后方是顶下小叶的缘上回和角回。在基底核区层面上，外侧沟前方为额叶上自前向后排列的额上回、额中回、额下回和游离岛盖处的中央前回，后方为颞叶上自前向后排列的颞上回、颞中回、颞下回和游离岛盖处的中央后回。

距状沟出现于顶枕沟消失后的层面上，一般首次出现于胼胝体干层面上。距状沟分前、后两部，位于胼胝体压部的后方。距状沟前部呈横形裂隙，分隔前方的扣带回峡与后方的舌回；距状沟后部自后内向前外斜行，分隔前方的舌回与后方的楔叶。

大脑镰被胼胝体分为前、后两部，前部的两侧大脑半球内侧面上，自前向后为额内侧回、扣带沟和扣带回；后部的大脑镰向下与小脑幕相连接，连接处有直窦自前向后走行。

小脑幕呈八字形，随层面下移则逐渐张开；其两侧为大脑半球的颞叶底面，自前向后为海马沟、海马旁回、侧副沟、枕颞内侧回、枕颞沟和枕颞外侧回。小脑幕之间为幕下的小脑；随层面下移则逐渐显现出其两侧的小脑半球和中间的小脑蚓。

大脑大静脉池出现于胼胝体压部的后方，向下延续为中脑后方的四叠体池。中脑呈圆柱状，其两侧的环池向后与四叠体池相通。外侧沟处为大脑外侧窝池，有大脑中动脉通过。

（4）颅脑下部的横断层：一般有 3～4 个层面，以经垂体的横断层为例（图 1-1-3），主要观察脑池、脑干、小脑和第四脑室的位置、形态及其变化。为临床垂体、脑干和小脑，尤其是小脑扁桃体疝的影像诊断提供形态学依据。

脑组织由大脑镰、小脑幕和左、右外侧沟分隔为前方的左、右额叶，两侧的左、右颞叶和后方的脑干、小脑。前方的额叶位于颅前窝，一般仅有 1～2 个层面，由嗅束沟分为内侧的直回和外侧的眶回。颞叶位于颅中窝，有 2～3 个层面，其内的上部层面仍可出现侧脑室下角和杏仁核的下缘；颞叶外侧面自前向后为颞上回、颞中回、颞下回，紧邻小脑幕的颞叶底面自前向后为海马旁回钩、海马旁回、侧副沟和枕颞内侧回。

图1-1-3　经垂体的横断层

1. 筛窦；2. 视神经；3. 蝶窦；4. 垂体；5. 动眼神经；6. 杏仁核；7. 侧脑室下角；8. 中脑水管；9. 小脑幕；10. 直窦；11. 上矢状窦；12. 枕颞外侧回；13. 枕颞沟；14. 枕颞内侧回；15. 小脑蚓；16. 黑质；17. 海马旁回；18. 海马；19. 脚间池；20. 颈内动脉；21. 红核。

鞍上池位于额叶、颞叶与中脑（或脑桥）之间，由于个体差异和基线不同，可呈六角形、五角形和四角形。鞍上池由前方的交叉池和后方的脚间池或桥池组成，其向前通大脑纵裂池，向前外连大脑外侧窝池，向后外与环池相续，内有视神经或视交叉和颈内动脉等。鞍上池在 CT 图像上呈低密度区，MRI T_2 加权像上呈高信号区。

在横断层上脑干自上而下为中脑、脑桥和延髓，脑桥向后外伸出细小的小脑上脚和粗大的小脑中脚与小脑相连，其间的腔隙为第四脑室。小脑由两侧膨大的小脑半球和中间较窄的小脑蚓组成，小脑髓质内较大的灰质团块为齿状核。小脑半球的内下方膨出形成小脑扁桃体，置于枕骨大孔周围，也可伸入枕骨大孔内 1～3mm。

脑桥与小脑之间为脑桥小脑角池，向前与桥池相续；桥池向下延续至延髓前方，其向后连通较大的小脑延髓池。

（5）CT 和 MRI 图像：对照颅脑横断层标本，在 CT 和 MRI 图像上先找出比较典型的层面，如半卵圆中心、内囊和鞍上池等，以此向上、下层面与标本对照观察。注意标本与 CT、MRI 图像并不会完全一致。首先，CT、MRI 图像是层面的重叠影像；而标本仅为层面的表面形态，只有当标本极薄时才能与相同厚度的影像图像基本相符。其次，由于 CT、MRI 图像的成像基线与标本的锯切基线不尽相同且存在误差，即使是同一个体的图像与标本也不一定完全相符。因此断层标本的观察重点是掌握器官结构的形态、位置及其毗邻关系的连续性变化规律，以断层标本的"不变"应 CT、MRI 图像的"万变"。

【实验报告】

颅脑的横断层和影像解剖

实验内容：＿＿＿＿＿＿＿＿＿＿＿＿＿＿＿　　　日期：＿＿＿＿年＿＿月＿＿日

姓名：＿＿＿＿＿＿　　　　学号：＿＿＿＿＿＿　　　　　　得分：＿＿＿＿＿

1. 填图（图 1-1-4）

图 1-1-4 经前连合的横断层 MRI 图像

2. 绘图 请绘图显示头部过室间孔横断层的主要结构（黑铅笔或彩图）。

（付升旗 张雪君 刘海岩 冯 璟 徐海波 李 东）

第二节 颅脑的冠状断层、矢状断层和影像解剖

【实验目标】

1. 辨认中央沟、外侧沟和顶枕沟，观察其形态，区分额叶、顶叶、枕叶、颞叶和岛叶。

2. 在额叶的上外侧面上辨认中央前回、中央前沟和额上回、额中回、额下回及额上沟、额下沟。

3. 在顶叶的上外侧面上辨认中央后回、中央后沟、顶上小叶、顶内沟、顶下小叶及缘上回、角回。

4. 在颞叶的外侧面上辨认颞上沟、颞下沟和颞上回、颞中回、颞下回及颞横回；在颞叶底面上辨认枕颞内侧回、枕颞外侧回和海马旁回及海马旁回钩。

5. 在正中矢状断层上观察距状沟与顶枕沟的关系及其脑回的划分。

6. 在大脑半球内侧面上辨认额内侧回、中央旁小叶、楔前叶、楔叶和扣带回。

7. 在冠状断层上观察岛盖的位置及组成。

8. 观察辐射冠的形态，理解其形成及意义。

9. 查看听辐射和视辐射的走行及联系的脑回。

10. 观察胼胝体的形态、分布及矢状断层、冠状断层上的位置变化。

11. 查看矢状断层、冠状断层上侧脑室的形态及位置变化，冠状断层上第三脑室和矢状断层上第四脑室的位置及形态。

12. 查看尾状核、豆状核、丘脑和杏仁核的位置及形态变化。

13. 观察尾状核与侧脑室各部的位置关系。

14. 查看内囊的形成、分布及 MRI 图像上的表现，理解其临床意义。

15. 在冠状断层上观察禽距和侧副隆起的形态及形成。

16. 观察松果体的位置及形态，理解其临床意义。

17. 在冠状断层上观察透明隔、穹窿的形态及其与第五脑室的关系，胼胝体干与穹窿连合间的第六脑室。

18. 观察大脑镰和小脑幕的位置关系及形态变化，理解小脑幕的临床意义。

19. 观察海马的形态及位置，理解矢状断层上海马与顶枕沟的关系。

20. 观察海马旁回和海马旁回钩与小脑幕的位置关系，理解其临床意义。

21. 观察中脑、脑桥和延髓的形态变化及其相连的脑神经。

22. 观察帆间池、大脑大静脉池、四叠体池和小脑延髓池等的形态、位置及连通。画出正中矢状断层帆间池与第三脑室的位置关系。

23. 观察小脑扁桃体的形态及位置，理解其临床意义。

24. 观察上矢状窦、下矢状窦、直窦、窦汇、横窦和乙状窦的形态及延续关系。

【实验教具】

1．标本

（1）整脑和脑的正中矢状切面。

（2）在体的大脑镰和小脑幕。

（3）颅脑的连续矢状断层标本，层厚 10mm。

（4）颅脑的连续冠状断层标本，层厚 10mm。

2．模型

（1）基底神经核。

（2）脑室铸型。

3．多媒体课件 脑的正中矢状断层及岛叶、大脑半球上外侧面、大脑半球内侧面、脑底面、脑的水平断层、脑的冠状断层、脑的内部结构、小脑、脑干腹侧面及背侧面、脑脊液循环模式图、硬脑膜及硬脑膜窦。

4．CT 和 MRI 图像

（1）颅脑的矢状 MRI 图像，层厚 5～10mm。

（2）颅脑的冠状 MRI 图像，层厚 5～10mm。

【实验内容及方法】

一、观察方法

首先，观察脑及其被膜的整体标本、模型和挂图，使脑沟、脑回、基底核、连合纤维、脑室和脑池等在头脑中形成立体概念。然后，模拟矢状断层、冠状断层标本的制作方法，在颅脑矢状断层标本和冠状断层标本上，分别辨认脑沟、脑回等主要结构，对一些不清楚的结构可采取连续追踪的观察方法，或将矢状断层、冠状断层标本叠加起来，使其恢复原来的整体状态，对有空腔的管道可用软铁丝穿通来进行辨认。切忌"从断层到断层"，仅对一个个层面上的结构进行"死记硬背"；而要养成"从整体到断层，由断层再返回整体"的断层影像思维模式，重点是器官结构的形态及其位置、毗邻关系的连续性变化规律，以适应不同个体和不同锯切方法的需要。再者，基本掌握颅脑的矢状断层、冠状断层标本后，在 MRI 图像上与断层标本进行对照观察,了解基底核区及内囊等重要结构在影像上的位置、形态及表现,从标本过渡到活体影像,实现学习断层解剖的目的,为临床影像的定位诊断奠定坚实的基础。

二、观察内容及层面

1.观察内容

(1)大脑半球的主要沟、裂和分叶:外侧沟、中央沟和顶枕沟;额叶、顶叶、枕叶、颞叶和岛叶。

(2)大脑半球各叶的主要脑沟和脑回

额叶:中央前沟、中央前回、额上回、额上沟、额中回、额下沟、额下回、额内侧回和中央旁小叶前部。

顶叶:顶上小叶、顶内沟、顶下小叶、缘上回、角回、楔前叶和中央旁小叶后部。

颞叶:颞上回、颞横回、颞上沟、颞中回、颞下沟、颞下回、枕颞外侧回、枕颞沟、枕颞内侧回、侧副沟、海马旁回、海马旁回钩和海马沟。

枕叶:距状沟、楔叶、舌回和枕外侧回。

岛叶:岛盖。

(3)基底核区:尾状核、豆状核、屏状核、杏仁核、丘脑、内囊、外囊和最外囊,尾状核与侧脑室的位置关系。

(4)大脑髓质:胼胝体、前连合、穹窿连合、辐射冠、听辐射和视辐射,海马与侧脑室下角的位置关系。

(5)脑室系统:侧脑室、室间孔、第三脑室、第四脑室、中脑水管、第五脑室和第六脑室。

(6)硬脑膜及硬脑膜窦:大脑镰、小脑幕、小脑镰、上矢状窦、下矢状窦、直窦、窦汇、横窦和乙状窦,小脑幕与海马旁回和海马旁回钩的位置关系。

(7)脑池:大脑纵裂池、外侧窝池、帆间池、大脑大静脉池、四叠体池、脚间池、环池和小脑延髓池。

(8)小脑:小脑半球、小脑蚓、齿状核、小脑上脚、小脑中脚和小脑扁桃体及其与枕骨大孔的位置关系。

(9)脑干:中脑、脑桥、延髓、红核、黑质、上丘、下丘和脑神经。

(10)MRI图像:脑沟、脑回、脑室和脑池等主要结构在MRI图像上的表现。

2.观察层面

(1)颅脑的矢状断层解剖

1)颅脑矢状断层的分布:颅脑矢状断层可分为左、中、右三部分,左侧部为基底核出现以前的层面,主要特征是有较深的外侧沟存在;中部为基底核区所在的层面,以正中矢状断层形成对称关系,主要特征是有灰质团块和脑室系统的较大腔隙;右侧部与左侧部结构相同,且基本对称。

2)颅脑左侧部、右侧部的矢状断层:一般每侧3~4个层面,以经内耳的矢状断层为例(图1-2-1),此部分主要是辨认外侧沟、中央沟和寻找顶枕沟及枕前切迹的位置,以区分额叶、顶叶、颞叶、枕叶和岛叶,为临床颅脑外伤和硬膜外血肿的MRI定位诊断提供解剖学依据。

外侧沟为脑沟中最深的一条沟,自前下斜向后上,约3~4个层面。外侧沟以上的脑组织为额叶和顶叶,以下是颞叶和枕叶,外侧沟深面的脑回为岛叶皮质。缘上回包绕于外侧沟末端,出现于表浅的2~3个层面上。

图 1-2-1　经内耳的矢状断层

1. 中央沟；2. 中央后回；3. 顶下小叶；4. 枕叶；5. 横窦；6. 小脑半球；7. 乙状窦；8. 内耳；9. 颈内动脉；10. 颈内静脉；11. 翼静脉丛；12. 翼外肌；13. 翼内肌；14. 下颌下腺；15. 下颌舌骨肌；16. 下颌体；17. 颊肌；18. 上颌窦；19. 下斜肌；20. 晶状体；21. 外直肌；22. 颞中回；23. 颞下回；24. 枕颞内侧回；25. 侧副沟；26. 海马；27. 侧脑室下角；28. 颞上回；29. 颞横回；30. 外侧沟；31. 岛叶；32. 额下回；33. 额中回；34. 中央前回。

　　中央沟出现于大脑半球上缘的中份偏前，随层面向中线移动则中央沟逐渐移至半球上缘的中份稍偏后。中央沟是区分额叶与顶叶的重要脑沟，与中央前回、中央后回相伴，且中央前回较中央后回粗大。中央沟前方为额叶，前方有与其基本平行的中央前沟，其间为稍向前下斜行的中央前回。中央前沟之前的额叶先出现额下回和额下沟，再出现额中回；待额下回和额中回消失时，出现额上回。中央沟后方为顶叶，后方有与其基本平行的中央后沟，其间为稍向前下倾斜的中央后回。中央后沟之后的顶叶先出现顶下小叶，其内的缘上回包绕于外侧沟末端，角回环绕于颞上沟末端，约有 2～3 个层面；当外侧沟基本消失时则出现顶内沟和顶上小叶，此时的顶下小叶已消失。

　　在左侧部、右侧部层面上不出现顶枕沟，但自外侧脑室下角的下壁向后上做延长线，与大脑半球上外侧面中相交处的脑沟相当于顶枕沟的延伸处，其与小脑幕上方明显凹陷的枕前切迹的连线，区分前方的顶叶、颞叶与后方的枕叶。自外侧沟末端向此连线做垂线，可区分上方的顶叶与下方的颞叶。颞叶上有较浅的前后走行的颞上沟、颞下沟，其分隔颞叶为颞上回、颞中回、颞下回；在颞上沟、颞下沟消失后的颞叶前端，自上而下为颞上回、颞中回、颞下回。颞横回位于外侧沟下壁的颞上回上，为 2～3 个较小的脑回。枕叶在枕前切迹出现时，其后方为较小的枕外侧回；随层面向中线移动则枕外侧回的断层逐渐增大，当外侧沟消失后，此处移行为颅脑中部矢状断层上的舌回。

　　3）颅脑中部的矢状断层：以正中矢状断层为中线呈对称性分布，每侧 2～3 个层面，以经海绵窦的矢状断层为例（图 1-2-2），此部分主要观察基底核区、侧脑室和第四脑室的形态、位置及变化；同时辨认顶枕沟和距状沟，以区分顶叶、颞叶与枕叶及枕叶内侧面的脑回，为临床脑梗死和脑出血的 MRI 定位诊断提供形态学基础。

图 1-2-2　经海绵窦的矢状断层

1. 中央沟；2. 中央后回；3. 扣带沟缘支；4. 顶枕沟；5. 楔叶；6. 距状沟；7. 横窦；8. 小脑幕；9. 齿状核；10. 小脑中脚；11. 咽鼓管软骨；12. 海绵窦和颈内动脉；13. 蝶窦；14. 筛窦；15. 额窦；16. 视束；17. 黑质；18. 丘脑；19. 内囊；20. 尾状核；21. 侧脑室；22. 胼胝体；23. 扣带沟；24. 中央前回；25. 第四脑室；26. 脑桥。

基底核区的范围上方为辐射冠或侧脑室中央部，向下至侧脑室下角，前方为辐射冠，向后至侧脑室三角区。自外侧向中线的矢状断层上先出现豆状核、丘脑和内囊后肢，三者呈前后排列关系且内囊后肢向上与辐射冠相延续。尾状核头、内囊前肢和内囊膝随层面向中线移动而出现，其排列关系为尾状核头和豆状核位于前部，且呈上下位置关系；内囊膝位于中间部，其后方为丘脑。

侧脑室呈不规则形态，自外侧向中线的矢状断层上先出现其下角，呈后上斜向前下的较大腔隙，随层面向中线移动，则依次出现侧脑室三角区、中央部和前角。在正中矢状断层上，侧脑室经室间孔与正中矢状位的第三脑室相通。第三脑室位于后上方的两侧丘脑和前下方的两侧下丘脑之间，向后下经斜行的中脑水管通第四脑室。第四脑室仅出现于正中矢状断层上，呈三角形，位于脑干与小脑之间，其前上壁为小脑上脚，后下壁是第四脑室脉络丛。

顶枕沟出现于正中矢状断层及左、右两侧的层面上，位于大脑半球中份的后方，较深，自外上斜向前下，分隔其前方的顶叶与后方的枕叶。顶枕沟前、后方的脑回分别为楔前叶和楔叶，再向外侧的矢状断层上顶枕沟消失，其位置相当于侧脑室下角下壁上的海马长轴延长线与大脑半球表面相交处的脑沟，据此脑沟可区分上方顶叶的顶上小叶与下方枕叶的舌回。距状沟较顶枕沟浅，呈弧形，自前下斜向后下且与顶枕沟相交，以与顶枕沟相交处分距状沟为前、后两部。距状沟的前部前方是扣带回峡，距状沟前、后部之间的下方为舌回，距状沟后部与顶枕沟之间为楔叶。

中央沟位于大脑半球上缘的中份稍偏后，较深，其前、后方有相伴的中央前沟、中央后沟和中央前回、中央后回，且中央前回与下方的内囊后肢呈上下垂直位。中央沟前方为额叶，后方为顶叶；额叶上有前部较大的额上回及其后方的中央前沟和中央前回；顶叶上有后部较大的顶上小叶及其前方的中央后沟和中央后回。位于眼眶上方的额叶底面的脑回为眶回，直回位于筛窦上方；颞叶底面上有海马旁回，其前部弯曲形成海马旁回钩。

小脑半球位于弧形的小脑幕下方，呈椭圆形，随层面向中线移动则其断面逐渐增大，接近正中线层面时其形态发生改变，并与脑干经小脑中脚、小脑上脚相连。小脑半球髓质内较大的灰质团块为齿状核，小脑半球靠近中线的内下方形成膨出的小脑扁桃体，置于枕骨大孔的周缘。

脑干出现于正中矢状断层及两侧的层面上，其自上而下为中脑、脑桥和延髓。中脑内的灰质团块为红核和黑质，且有中脑水管连通第三脑室与第四脑室；脑桥向后伸出粗大的小脑中脚和细小的小脑上脚与后方的小脑相连；延髓较细，经枕骨大孔延续为脊髓。

中脑前方为脚间池和交叉池，后方是四叠体池，向上与大脑大静脉池和帆间池相延续；中脑两侧为环池，连通脚间池与四叠体池。脑桥前方为桥池，向下至延髓前方，向后通延髓与小脑之间较大的小脑延髓池。

（2）颅脑的冠状断层解剖

1）颅脑冠状断层的分布：颅脑冠状断层可分为前、中、后三部分，前部为胼胝体膝出现以前的层面，主要结构特征为纵行的大脑镰，将大脑半球分为左、右两部分；中部为胼胝体和基底核所在区域的层面，主要特征是左、右大脑半球由胼胝体连为一体；后部为胼胝体压部后方的层面，主要特征为脑组织被大脑镰和小脑幕分隔为三部分。

2）颅脑前部的冠状断层：一般为3～4个层面，以经上颌窦中份的冠状断层为例（图1-2-3），此部分主要是辨认额叶上的脑沟和脑回，为临床颅脑外伤和硬膜外血肿的 MRI 定位诊断提供解剖学依据。

图1-2-3　经上颌窦中份的冠状断层

1. 上矢状窦；2. 大脑镰；3. 额上回；4. 额中回；5. 额下回；6. 眶回；7. 视神经；8. 外直肌；9. 下直肌；10. 上颌窦；11. 下鼻甲；12. 中鼻甲；13. 鼻中隔；14. 筛窦；15. 内直肌；16. 嗅束沟；17. 直回；18. 胼胝体；19. 额下沟；20. 扣带回；21. 扣带沟；22. 额上沟。

纵行的大脑纵裂池和大脑镰分隔左、右大脑半球，每侧大脑半球均先出现额极，随层面后移则额叶断面逐渐增大。在额叶的上外侧面上，依据脑回可区分出自上而下的额上回、额中回、额下回及其间的额上沟、额下沟。额叶底面位于鼻腔上方的脑回为直回，眶回位于眼眶上方，两者之间有明显的嗅束沟分隔，内有嗅束通过。在额叶内侧面上，自额极开始为额内侧回；胼胝体膝的前一个层面上扣带沟和扣带回出现，位于上、下方的额内侧回之间。

3）颅脑中部的冠状断层：一般为5～6个层面，以经乳头体的冠状断层为例（图1-2-4），主要观察胼胝体、基底核区、侧脑室和第三脑室的形态、位置及其变化；同时辨认外侧沟和中央沟，以区分额叶、顶叶和颞叶，为临床脑梗死和脑出血的MRI定位诊断提供形态学基础。

图1-2-4　经乳头体的冠状断层

1.扣带沟；2.扣带回；3.胼胝体干；4.侧脑室前角；5.透明隔；6.穹窿柱；7.内囊前肢；8.外侧沟；9.外囊；10.颞横回；11.颞上回；12.颞中回；13.颞下回；14.枕颞沟；15.翼外肌；16.翼内肌；17.下颌下腺；18.腭扁桃体；19.咽鼓管软骨；20.枕颞内侧回；21.侧副沟；22.海马；23.杏仁核；24.乳头体；25.第三脑室；26.丘脑；27.视束；28.侧脑室下角；29.海马旁回；30.下颌支；31.咬肌；32.屏状核；33.岛叶；34.豆状核；35.内囊膝；36.尾状核；37.额中回；38.额上回。

在层面中部先出现连接左、右大脑半球的胼胝体膝，随层面后移则分为上方的胼胝体干和下方的胼胝体嘴，两者之间由透明隔相连，有时在透明隔的中间出现腔隙即为第五脑室。胼胝体嘴仅在2个层面上出现，当胼胝体嘴消失后，仅有侧脑室上方的胼胝体干存在，其向后逐渐移向两侧侧脑室中间处，至帆间池出现后，则移行为胼胝体压部，而直接连接左、右侧大脑半球的枕叶。

基底核区的灰质核团先出现尾状核头和豆状核，随层面后移则出现豆状核、内囊前肢和下丘脑的结构。在豆状核外侧与屏状核之间为外囊，屏状核与岛叶皮质之间为最外囊。尾状核头随层面向后移行为尾状核体，内囊膝、丘脑和内囊后肢也随之出现。至胼胝体压部出现后，基底核区基本消失，仅存侧脑室外侧壁上的尾状核体和侧脑室下角上壁的尾状核尾。

侧脑室前角出现于胼胝体膝的后方，位于层面中部的胼胝体干、尾状核头与透明隔之间。侧脑室前角随层面向后移行为侧脑室中央部,其间的分界标志是通向第三脑室的室间孔。在侧脑室前角移行为中央部和室间孔出现的同时,颞叶内出现侧脑室下角。随层面后移,左、右侧脑室中央部逐渐远离中线,位于胼胝体压部的两侧;左、右侧脑室下角向后上移行且断面逐渐增大,弯曲的海马构成其内下壁。

第三脑室的前下部先出现,位于两侧下丘脑之间,呈正中矢状位的裂隙;第三脑室随层面后移则逐渐向上移行,且腔隙逐渐增大,位居两侧丘脑之间。第三脑室向上经室间孔通侧脑室,向后下通中脑水管。

在冠状断层上,外侧沟与侧脑室前角同时出现,位于大脑半球的外侧,呈 Y 形腔隙,随层面后移则逐渐变为一字形。外侧沟上方的脑组织为额叶和顶叶,下方是颞叶。颞极自胼胝体膝层面开始出现,随层面后移则颞叶的断面逐渐增大,其外侧面的脑回自上而下为颞上回、颞中回、颞下回。颞叶底面自外侧向内侧为枕颞外侧回、枕颞内侧回和海马旁回钩及其后方层面上的海马旁回。

中央前回下部首次出现于内囊膝和内囊后肢所在的层面上,随层面后移则出现中央沟和中央后回。中央前回、中央沟和中央后回自上而下排列于大脑半球的上外侧面,由大脑半球的外侧沟上方逐渐移至大脑半球顶部。中央沟的前方为额叶,后方为顶叶,是额叶、顶叶的分界标志。在额叶的上外侧面上,自上而下为额上回、额中回、额下回;在内囊膝出现的层面上,自上而下为额上回、额上沟、额中回、中央前沟和中央前回。随层面后移则额中回和额上回相继消失,而中央后回、中央后沟和顶下小叶相继出现。

大脑半球内侧面为额内侧回及其下方的扣带沟和扣带回,当中央前回出现后,其内侧面的额内侧回消失,中央旁小叶出现。

4)颅脑后部的冠状断层:一般为 4~5 个层面,以经小脑蚓的冠状断层为例(图 1-2-5),主要观察侧脑室后角和小脑的形态、位置及其变化;同时辨认顶枕沟,以区分顶叶与枕叶,为临床上顶叶、枕叶和小脑,尤其是为小脑幕切迹疝和小脑扁桃体疝的 MRI 影像学诊断提供形态学依据。

脑组织被大脑镰和小脑幕分隔为三部分。大脑镰两侧是大脑半球的顶叶、颞叶和枕叶,小脑幕下方分为脑干和小脑。侧脑室三角区位于大脑半球内,呈较大的腔隙,随层面向后移行为侧脑室后角且断面逐渐缩小。侧脑室后角的内侧壁上隆起的结构为禽距,由距状沟前部压迫脑回突入脑室而形成。

顶枕沟首次出现于侧脑室后角的后份层面上,位于大脑半球的内侧面上,其上方为楔前叶,下方是楔叶;随层面后移则逐渐移至大脑半球的上面。顶枕沟的前上方为顶叶,后下方是枕叶,是区分顶叶与枕叶的重要标志。在大脑半球上外侧面上,自上而下为中央后回、顶下小叶、缘上回、颞中回和颞下回及其间的脑沟,中央后回随层面后移则消失,同时顶上小叶出现,缘上回消失后则角回出现。当顶枕沟逐渐移向大脑半球的上面时,颞中回、颞下回相继消失而枕外侧回出现。在大脑半球内侧面上,自上而下为中央旁小叶、扣带沟和扣带回,后部层面的扣带回下方出现扣带回峡和距状沟前部;在顶枕沟出现的层面上,自上而下为楔前叶、顶枕沟、楔叶、距状沟后部和舌回。大脑半球底面自内侧向外侧为海马旁回、侧副沟、枕颞内侧回、枕颞沟和枕颞外侧回,随层面后移则海马旁回消失而舌回出现。

小脑位于小脑幕下方的颅后窝内,由两侧小脑半球和中间较细的小脑蚓组成。小脑半球髓质内较大的灰质团块为齿状核,半球内下方膨出的部分为小脑扁桃体,邻接枕骨大孔。脑干由中脑、脑桥和延髓组成,中脑穿过小脑幕切迹,切迹上方有海马旁回和海马旁回钩相邻。

图 1-2-5　经小脑蚓的冠状断层

1. 上矢状窦；2. 顶上小叶；3. 距状沟；4. 侧脑室后角；5. 横窦；6. 小脑蚓；7. 小脑半球；8. 颞下回；9. 枕颞外侧回；10. 枕颞内侧回；11. 小脑幕；12. 舌回；13. 直窦；14. 楔叶；15. 顶枕沟；16. 楔前叶。

（3）MRI 图像：对照颅脑矢状断层、冠状断层标本，在 MRI 图像上先找出比较典型的层面，如正中矢状断层和侧脑室前角首次出现的层面等，以此向左、右或前、后层面与标本对照观察。注意 MRI 图像为重叠影像，且由于基线、厚度和个体差异，图像并不一定与标本完全对应且一致。

【实验报告】

颅脑的冠状断层、矢状断层和影像解剖

实验内容：＿＿＿＿＿＿＿＿＿＿＿＿＿＿＿　　　　　日期：＿＿＿＿年＿＿月＿＿日

姓名：＿＿＿＿＿＿　　　　　学号：＿＿＿＿＿＿　　　　　得分：＿＿＿＿＿＿

1. 填图（图 1-2-6）

图 1-2-6　经垂体的矢状断层

2．绘图　请绘图显示头部正中矢状断层面的主要结构（黑铅笔或彩图）。

（付升旗　刘海岩　冯　璟　徐海波　李　东　张雪君）

第三节　脑　血　管

【实验目标】

1．观察颈内动脉的走行及分段，辨认其分支，理解脑血管走行的特点。

2．观察大脑前动脉的走行及分段，辨认其分支。

3．查看脉络丛前动脉的走行和后交通动脉与动眼神经的位置关系。

4．观察大脑中动脉的走行及分段，辨认其分支。

5．观察椎动脉的走行及分段，对照脑血管造影 X 射线片辨认其分支，理解脑血管无搏动的原因。

6．观察基底动脉的走行，辨认其主要分支。

7．观察大脑后动脉的走行及分段，辨认其分支。

8．查看大脑动脉环的构成及类型，观察其血管造影或磁共振血管成像（MRA）影像学表现，理解其临床意义。

9．观察小脑、间脑、中脑、脑桥和延髓的动脉分布，辨认其主要动脉。

10．在颅脑横断层辨认大脑前动脉、大脑中动脉、大脑后动脉，观察其分布范围。

11．在颅脑冠状断层辨认大脑前动脉、大脑中动脉、大脑后动脉，观察其分布范围。

12．辨认大脑上静脉、大脑中静脉、大脑下静脉，观察其分布形式及特点。

13．观察大脑内静脉、大脑大静脉和基底静脉的走行及相互关系，查看静脉角的形成并测量其角度。

14．查看脑底静脉环的位置及构成，比较大脑动脉环和脑底静脉环，理解其作用。

15．观察颈内动脉和椎动脉的正、侧位血管造影或数字减影血管造影（DSA）图像，辨认其主要分支。

【实验教具】

1．标本

（1）带脑血管的整脑（血管灌注）。

（2）带脑血管的脑正中矢状切面（血管灌注）。

（3）颈深部和颅底（示椎动脉和颈内动脉）。

（4）颅脑的横断层，层厚 10mm。

（5）颅脑的冠状断层，层厚 10mm。

2．模型

（1）基底核区的血管分布。

（2）大脑浅静脉。

（3）大脑深静脉。

（4）脑底静脉环。

3．多媒体课件　头颈部深层的血管及神经、大脑半球的动脉、脑和脊髓的血管、脑底的动脉、硬脑膜及硬脑膜窦、颅内外静脉交通及脑的静脉。

4．CT 和 MRI 图像

（1）颈内动脉和椎动脉造影的正、侧位 X 射线片。

（2）颅脑的横断层 CT 图像，层厚 5～10mm。

（3）颅脑的横断层、冠状断层 MRI 图像，层厚 5～10mm。

【实验内容及方法】

一、观 察 方 法

首先，观察脑血管的整体标本、模型和挂图，使颈内动脉、椎动脉和大脑动脉环等在头脑里形成立体概念。然后，模拟颅脑横断层和冠状断层标本的制作方法，在颅脑横断层和冠状断层标本上辨认颈内动脉、椎动脉和大脑动脉环等，对一些不清楚的结构可采用连续追踪的观察方法，或将横断层、冠状断层标本叠加起来，使其恢复原来的整体状态，对有较大空腔的血管也可用软铁丝穿通来进行辨认。切忌"从断层到断层"，仅对一个个层面上的结构形态、位置及毗邻关系进行"死记硬背"；而要养成"从整体到断层，由断层再返回整体"的断层影像思维模式，重点是器官结构的形态及其位置、毗邻关系的连续性变化规律，以适应不同个体和不同锯切方法的需要。再者，基本掌握脑血管的分布和横断层、冠状断层标本后，在脑血管造影 X 射线片和 CT、MRI 图像上与标本进行对照观察，了解颈内动脉和椎动脉等在影像上的位置、形态及表现，从标本过渡到活体影像，实现学习断层解剖的目的，为临床脑血管瘤等的影像定位诊断奠定坚实的基础。

二、观察内容及层面

1．观察内容

（1）脑的动脉：颈内动脉、大脑前动脉、大脑中动脉、脉络丛前动脉、后交通动脉、前交通动脉、椎动脉、基底动脉、小脑下后动脉、小脑下前动脉、小脑上动脉、脑桥动脉、大脑后动脉和大脑动脉环。

（2）脑的静脉：大脑上静脉、大脑中静脉、大脑下静脉、大脑内静脉、大脑大静脉和基底静脉。

（3）脑血管造影 X 射线片：颈内动脉、椎动脉、大脑前动脉、大脑中动脉、脉络丛前动脉、后交通动脉、大脑后动脉、小脑上动脉和脑桥动脉。

（4）颅脑的横断层、冠状断层：颈内动脉、大脑前动脉、大脑中动脉、椎动脉、基底动脉和大脑后动脉。

2．观察层面

（1）颈内动脉系（图 1-3-1）：分布于小脑幕以上和顶枕沟以前的大脑半球。

1）血管灌注的整体标本：颈内动脉于甲状软骨上缘高度起自颈总动脉，向上穿颞骨岩部下方的颈动脉管外口，经颈动脉管及其内口进入颅腔，向前经海绵窦弯向上穿出硬脑膜，分出大脑前动脉、脉络丛前动脉和后交通动脉，终末部分延续为大脑中动脉。

大脑前动脉自颈内动脉分出后走行向内侧，发出分支与对侧吻合形成前交通动脉；主干进入大脑纵裂池内，沿胼胝体自前下弯曲行向后上，至顶枕沟前消失。大脑前动脉依据其走行分为水平段、胼胝体下段、膝段、胼周段和终段，各段发出皮质支走行于相应的脑沟内。

大脑中动脉为颈内动脉的延续，其向外侧行约 3mm，然后呈 U 形绕过岛叶表面进入大脑半球上外侧面的外侧沟内，至外侧沟末端分叉后延续为角回动脉。大脑中动脉依据其走行分为水平段、回旋段、侧裂段、分叉段和终段，各段发出皮质支分布于岛叶和大脑半球上外侧面。

脉络丛前动脉自颈内动脉发出向后行，于海马旁回及海马旁回钩附近入侧脑室下角。后交通动脉自颈内动脉发出，经蝶鞍和动眼神经上方，水平向后内与大脑后动脉吻合。

图 1-3-1　颈内动脉系的血管造影

1. 颈内动脉颈段；2. 颈内动脉岩段；3. 颈内动脉海绵窦段；4. 膝段；5. 眼动脉；6. 前床突上段；7. 颈内动脉终段；8. 脉络丛前动脉；9. 大脑中动脉；10. 大脑前动脉；11. 大脑前动脉胼胝体下段；12. 大脑前动脉膝段；13. 大脑前动脉胼周段；14. 大脑前动脉终段；15. 大脑中动脉侧裂段；16. 大脑中动脉回旋段；17. 大脑中动脉分叉段；18. 大脑中动脉终段；19. 大脑前动脉水平段；20. 大脑中动脉水平段。

2）颅脑的横断层、冠状断层：在颅脑的横断层标本上，大脑前动脉位于大脑镰与大脑半球内侧面之间的大脑纵裂池内，其终段最先出现，依次为胼周段、膝段、胼胝体下段和水平段，且管径逐渐增粗。大脑中动脉的终段最先出现于大脑半球上外侧面，随层面下移则外侧沟内出现大脑中动脉的侧裂段和后方细小的终段，较粗的回旋段和水平段相继出现。颈内动脉的终段出现于鞍上池内，随层面下移则其前床突上段、膝段、海绵窦段和岩段相继出现。

在颅脑的冠状断层标本上，大脑纵裂池内的大脑前动脉膝段最先出现，当胼胝体膝消失后则分为上方的颈内动脉胼周段和下方的胼胝体下段，随层面后移则相继出现下方的水平段和上方的终段。大脑中动脉较粗的水平段和岛叶表面的回旋段先出现，其侧裂段、分叉段和终段向后依次出现，分别位于大脑半球外侧沟内和上外侧面。颈内动脉位于脑底的蝶鞍两侧，其弯曲的膝段先出现；随层面后移则相继出现上方的前床突上段、终段和下方的海绵窦段、岩段。

（2）椎 - 基底动脉系（图 1-3-2）：分布于小脑幕以下的结构和顶枕沟以后的大脑半球。

1）血管灌注的整体标本：椎动脉在颈根部发自锁骨下动脉，经第 6～1 颈椎横突孔上行，经寰椎后方、

图 1-3-2　椎 - 基底动脉系

1. 大脑前动脉；2. 颈内动脉；3. 大脑中动脉；4. 大脑后动脉；5. 脑桥；6. 小脑下前动脉；7. 小脑下后动脉；8. 椎动脉；9. 小脑；10. 脊髓前动脉；11. 延髓；12. 迷路动脉；13. 基底动脉；14. 脑桥动脉；15. 小脑上动脉；16. 动眼神经；17. 后交通动脉。

枕骨大孔入颅腔内,发出小脑下后动脉和脊髓动脉、延髓动脉,于延髓脑桥沟处合成基底动脉。椎动脉依据其走行分为横突孔段、横段、寰椎段、枕骨大孔段和颅内段。

基底动脉由左、右椎动脉合成,沿脑桥基底沟上行至脑桥上缘后,分为左、右大脑后动脉。基底动脉的重要分支有小脑下前动脉、小脑上动脉、脑桥动脉和迷路动脉。

大脑后动脉自基底动脉分出后,绕大脑脚向后跨至小脑幕上方,经海马旁回后端入距状沟,分为距状沟动脉和顶枕动脉。大脑后动脉依据其走行分为水平段、纵行段、颞支段和终段,发分支分布于顶枕沟以后的大脑半球。

2)颅脑的横断层、冠状断层:在颅脑的横断层上,大脑后动脉终段最先出现,位于枕叶内侧面与大脑镰之间的大脑纵裂池内,随层面下移则依次出现大脑后动脉颞支段、纵行段和水平段。基底动脉位于小脑幕下方的脑桥基底部前方,居桥池的中份,随层面下移则与延髓前方的左、右椎动脉相连续。

在颅脑的冠状断层上,大脑后动脉的水平段先出现,其位于中脑的前方,随层面后移依次出现大脑后动脉纵行段、颞支段和终段,且动脉管径逐渐变细。基底动脉位于脑桥前方的桥池内,与下方延池内的左、右椎动脉相延续。

(3)大脑动脉环(图1-3-3):在血管灌注的脑底标本上,颈内动脉末端向内侧发出大脑前动脉,前交通动脉将两侧的大脑前动脉相连接;颈内动脉末端向后发出交通动脉,与大脑后动脉相吻合。基底动脉末端向外侧延续为左、右大脑后动脉,与后交通动脉吻合后转向后行。由前交通动脉和两侧大脑前动脉、颈内动脉末端、后交通动脉、大脑后动脉共同吻合成大脑动脉环,环绕于脑底部的视交叉和乳头体周围。大脑动脉环的个体差异较大,注意其管径粗细及吻合形式。

图1-3-3　大脑动脉环MRA影像

1.大脑前动脉;2.大脑中动脉;3.中央前沟动脉;4.中央沟动脉;5.中央后沟动脉;6.角回动脉;7.颈内动脉;8.后交通动脉;9.小脑上动脉;10.小脑下后动脉;11.椎动脉;12.基底动脉;13.大脑后动脉。

(4)基底核区的动脉分布:在基底核区血管的模型上,尾状核呈蝌蚪状,其末端有杏仁核相连;尾状核包绕前方的豆状核和后方的丘脑,其间的白质区为内囊。颈内动脉末端分为大脑前动脉和大脑中动脉,大脑前动脉发中央支即内侧豆纹动脉,分布于壳、尾状核前部和内囊前肢下部;大脑中动脉发中央支即外侧豆纹动脉,分布于尾状核体、豆状核和内囊上部。脉络丛前动脉分布于苍白球和内囊后肢下部,大脑后动脉分出脉络丛后动脉和中央支,分布于丘脑和外侧膝状体。

(5)小脑的动脉:在血管灌注的脑底标本上,小脑下后动脉发自椎动脉,弯曲行向后下,分布于小脑下面的后部;小脑下前动脉发自基底动脉的起始部,分布于小脑下面的前部;小脑上动脉的管径较粗,自基底动脉末端发出,绕大脑脚向后,分布于小脑上面。

(6)脑的静脉:静脉不与动脉伴行,分浅、深静脉。

1)大脑浅静脉(图1-3-4):在大脑浅静脉模型或标本上,大脑上静脉位于大脑半球上外侧面的上部,有8～12条,向上注入上矢状窦;大脑中静脉走行于外侧沟内,向上经上吻合静脉注入上矢状窦,向下经下吻合静脉注入横窦;大脑下静脉位于大脑半球上外侧面的下部和底面,有1~7条,向前与大脑上静脉吻合注入上矢状窦,向下与基底静脉等吻合。

2)大脑深静脉:在大脑深静脉模型或标本上,大脑内静脉位于第三脑室中线两侧的脉络丛内,左、右大脑内静脉向后汇合成1条大脑大静脉;大脑大静脉为短粗的静脉干,在胼胝体后部以锐角自前向后注入直窦。

3)脑底静脉环:在脑底静脉环模型上,前交通静脉连接左、右大脑前静脉,后交通静脉连接左、右大脑脚静脉,两侧基底静脉连接大脑前静脉和大脑脚静脉,共同构成脑底静脉环,脑底静脉环较大脑动脉环偏后,位置深且范围大。

(7)X射线、CT和MRI图像:对照颅脑横断层、冠状断层标本,在CT和MRI图像上先找出比较典型的层面,如鞍上池和海绵窦层面等,以

图1-3-4 大脑浅静脉

1.大脑上静脉;2.上吻合静脉;3.大脑中浅静脉;4.下吻合静脉;5.大脑下静脉;6.横窦;7.乙状窦。

此向上、下和向前、后层面与标本对照观察。注意CT和MRI图像为重叠影像,且因基线、厚度不同和个体差异,图像并不一定与标本完全对应且一致。

对照血管灌注标本观察脑血管造影的正位、侧位X射线片,分别观察颈内动脉和椎动脉的走行、分段及主要分支,以理解其在影像上的表现。

【实验报告】

脑血管

实验内容:＿＿＿＿＿＿＿＿＿＿　　　　　　日期:＿＿＿＿年＿＿月＿＿日

姓名:＿＿＿＿＿　　　　　学号:＿＿＿＿＿　　　　　　　　得分:＿＿＿＿＿

1.填图(图1-3-5)

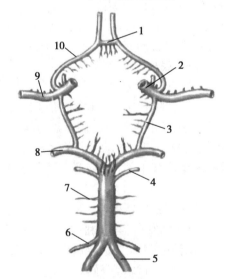

图1-3-5 大脑动脉环

2.绘图　请绘图显示大脑动脉环(黑铅笔或彩图)。

（付升旗　刘海岩　冯　璟　徐海波　李　东　张雪君）

第二章 颈 部

【实验目标】

1. 查看咽旁间隙和咽后间隙的位置、境界及内容,观察两个间隙的关系。

2. 观察口咽的形态及腭扁桃体,查看腭扁桃体与咽旁间隙的关系。

3. 观察腮腺的形态、位置及其通行结构。

4. 观察下颌下腺的形态、位置及其与下颌舌骨肌、舌下腺的关系。

5. 查看颈动脉鞘的位置及其毗邻,辨认鞘内的结构及其相互关系。

6. 观察会厌前间隙的形态、位置及境界,查看声门旁间隙的位置、形态及境界,观察其与会厌前间隙的关系。

7. 观察喉咽的形态及其两侧的梨状隐窝,查看喉咽与会厌软骨、会厌前间隙的位置关系。

8. 观察舌骨的形态及位置,辨认前斜角肌、中斜角肌、后斜角肌,查看斜角肌间隙的境界及通行结构。

9. 观察胸锁乳突肌和颈外静脉的形态、位置关系及其变化,辨认颈外侧浅、深淋巴结。

10. 查看甲状软骨的位置及形态,观察其 CT、MRI 图像表现。

11. 查看喉咽与喉前庭及杓状会厌襞的位置关系。

12. 观察喉中间腔与喉室的关系,查看喉室的形态。

13. 观察杓状软骨、环状软骨和甲状软骨的位置关系,辨认喉肌。

14. 观察声门下区的形态、位置及其与喉中间腔、气管的关系。

15. 查看甲状腺的位置、形态及其与喉、咽、气管、食管的关系,观察其 CT、MRI 图像表现。

16. 观察环状软骨板和环状软骨弓的形态。

17. 观察气管和食管颈段的形态及周围位置关系。

18. 辨认颈根部的纵行结构、横行结构,查看颈根部的结构配布。

【实验教具】

1. 标本

(1)颈部连续横断层,层厚 10mm。

(2)游离的喉和甲状腺(整体、正中矢状切面和后正中线切面)。

(3)寰枢关节(带软组织)。

(4)颈部正中矢状断层。

2. 模型

(1)颈部正中矢状断层(显示喉腔)。

(2)喉软骨及其连结。

3. 多媒体课件 咽腔(后面观)、喉的软骨及韧带、喉腔及声带、喉内腔及喉口、颈深筋膜;甲状腺及其周围结构(前面观、后面观);颈部冠状断层模式图、颈部正中矢状断层模式图；颈部的血管及神经、颈根部局部解剖。

4. CT 和 MRI 图像

（1）颈部的横断层 CT 图像，层厚 1～5mm。

（2）颈部的横断层 MRI 图像，层厚 3～5mm。

【实验内容及方法】

一、观 察 方 法

首先，结合模型、挂图和多媒体课件，观察颈部的大体解剖标本，对喉、甲状腺和颈筋膜间隙等结构有整体认识。然后，模拟横断层标本的制作方法，在颈部横断层标本上辨认喉腔、喉内间隙和颈筋膜间隙等，对一些不清楚的结构可采用连续跟踪的观察方法，要养成"从整体到断层，由断层再返回整体"的断层影像思维模式，重点是器官、结构的形态及其位置、毗邻关系的连续性变化规律，以适应不同个体和不同锯切方法的需要。最后，在基本掌握喉、甲状腺和颈筋膜间隙等的横断层标本的基础上，在 CT 和 MRI 图像上与断层标本进行对照观察，了解喉、甲状腺和颈筋膜间隙等器官结构在影像上的位置、形态及表现，这样，从标本过渡到活体影像，实现学习断层解剖的目的，为临床影像的定位诊断奠定坚实的基础。

二、观察内容及层面

1. 观察内容

（1）颈浅层结构：颈外静脉、颈前静脉和颈外侧浅淋巴结。

（2）咽：口咽、喉咽、腭扁桃体和梨状隐窝。

（3）喉：甲状软骨、环状软骨、杓状软骨、会厌软骨、喉前庭、喉中间腔、喉室、声门下腔、杓状会厌襞、喉肌、声门旁间隙和会厌前间隙。

（4）颈动脉鞘：颈内动脉、颈内静脉、颈总动脉、后 4 对脑神经（舌咽神经、迷走神经、副神经、舌下神经）和颈外侧深淋巴结。

（5）颈筋膜间隙：咽旁间隙和咽后间隙。

（6）腺体：腮腺、下颌下腺和甲状腺。

（7）颈部骨骼肌：头长肌、颈长肌、前斜角肌、中斜角肌、后斜角肌和胸锁乳突肌。

（8）颈根部：锁骨下动脉、锁骨下静脉、椎动脉、椎静脉、胸膜顶和胸导管。

2. 观察层面

（1）颈部横断层的分部大体观察：颈部的横断层以甲状软骨上缘和第 4 颈椎椎体下缘为界，分为上颈部和下颈部。上颈部主要特征是颈部前方有颌面结构；下颈部主要特征是有喉和甲状腺等重要器官结构。

（2）上颈部的横断层：一般 6～7 个层面，以经舌骨横断层为例（图 2-1），此部分主要是观察口咽及其周围筋膜间隙和颈动脉鞘内的结构，为临床咽旁间隙病变等的影像定位诊断提供解剖学依据。上颈部横断层的结构自前向后可分为前、中、后三部分，前部为口腔（或口底）和颌面结构，中部为口咽和颈筋膜间隙及其内部结构，后部是脊柱和项部的软组织。

1）横断层前部：下颌骨呈 U 形，其内有舌及其下方的颏舌肌、舌下腺等。后部以脊柱为支柱，其后方有胸锁乳突肌等软组织；脊柱由椎骨和椎间盘等连结而成，其中寰椎前弓后面的关节凹与枢椎齿突形成寰枢正中关节，关节后方有寰椎横韧带连结于两侧寰椎侧块之间，与后方的椎管相分隔，可防止枢椎齿突后移而压迫脊髓。

图 2-1 经舌骨横断层

A. CT 图像; B. T_1WI 图像; C. T_2WI 图像。
1. 喉咽; 2. 梨状隐窝; 3. 杓状会厌襞;
4. 颈内动脉; 5. 颈内静脉; 6. 胸锁乳突肌;
7. 颈长肌; 8. 椎动脉。

2) 横断层中部: 有较大腔隙的口咽, 其向两侧延伸处缩窄; 在咽峡层面的口咽两侧壁上有腭扁桃体, 一般出现在 2~3 个层面上, 其个体差异较大。咽旁间隙居口咽的后外侧, 位于咽侧壁、腮腺和脊柱之间, 自颅底至舌骨层面消失。咽旁间隙为较大的疏松结缔组织区域, 以上方的茎突及其下方的茎突咽肌、茎突舌骨肌为界, 分为茎突前间隙和茎突后间隙。茎突后间隙内有颈筋膜包绕血管、神经形成的颈动脉鞘通过, 颈动脉鞘周围有颈外侧深淋巴结分布。颈动脉鞘内的颈内静脉较粗大, 居内侧, 外侧为较细小的颈内动脉, 两者之间的后方是细小的迷走神经。茎突前间隙较小, 隔咽侧壁与腭扁桃体相邻。

3) 横断层后部: 咽后壁与脊柱之间为咽后间隙, 呈横位裂隙状, 内有咽后淋巴结; 咽后间隙与两侧的咽旁间隙相通。腭扁桃体下部层面在咽的前外侧, 下颌下腺出现于下颌骨的内侧, 其深面为纵行的舌骨舌肌; 下颌下腺以下颌舌骨肌后缘为标志分为浅、深两部, 深部向前伸入下颌舌骨肌与舌骨舌肌之间, 周围的间隙与其前方舌下腺周围的间隙相通。

(3) 下颈部的横断层: 一般为 7~8 个层面, 以经环状软骨横断层为例(图 2-2), 此部分主要是辨认喉的结构和甲状腺、颈筋膜间隙和颈动脉鞘, 为临床喉癌等疾病的影像定位诊断提供形态学基础。下颈部横断层以环状软骨弓为界可分为上、下两段, 上段主要有喉; 下段主要有气管、食管、颈动脉鞘和颈根部等结构。下颈部的横断层以椎前筋膜和咽后间隙为界,分为前、后两部分,前部是颈部脏器,后部是支持性结构,这些结构的两侧是大血管和神经干。

图 2-2　经环状软骨横断层
　A. CT 图像;B. T_1WI 图像;C. T_2WI 图像
1. 声门下腔;2. 甲状腺;3. 颈总动脉;4. 颈内静脉;5. 椎动脉;6. 脊髓;7. 胸锁乳突肌;8. 咽后间隙;9. 环状软骨。

　　1)下颈部横断层的上段:为颈部最重要层面,此段前方为喉。构成喉的会厌软骨最先出现于舌骨层面,会厌软骨位于 U 形舌骨的后方,其与舌骨之间为充满脂肪组织的会厌前间隙;会厌软骨后方为由口咽延续而成的喉咽。随层面下移则会厌软骨消失,八字形或倒 V 形的甲状软骨出现;其内的上部腔隙为喉前庭,向后经杓状会厌襞形成的喉口通喉咽。喉咽呈横位的腔隙,其两侧狭窄处为梨状隐窝。甲状软骨内的下部腔隙为喉中间腔,腔的后外侧出现杓状软骨,腔外侧的脂肪组织区域为声门旁间隙,杓状软骨和声门旁间隙均位于甲状软骨板的内侧。甲状软骨板内侧有纵行的甲杓肌,杓状软骨后方有横行的杓横肌和裂隙状的喉咽。甲状软骨板消失后,环状软骨板和环状软骨弓相继出现,其内较大的腔隙为声门下腔。环状软骨为喉和气管软骨中唯一的环形结构,对喉和气管具有支撑作用。

　　甲状腺侧叶首次出现于甲状软骨中份的外侧,呈楔形,随层面下移则甲状腺侧叶的断面逐渐增大,位于环状软骨和气管软骨环的外侧。喉咽后壁与脊柱之间为裂隙状的咽后间隙,其向下于环状软骨下缘层面与食管后方的食管后间隙相延续。

　　两侧有颈动脉鞘,鞘周围有颈外侧深淋巴结分布;鞘内结构为内侧的颈内静脉、外侧的颈总动脉和两者之间后方的迷走神经。颈总动脉一般于甲状软骨上缘层面分为颈内动脉、颈外动脉,分叉处的颈内动脉稍膨大称颈动脉窦,为压力感受器。由于个体差异,颈总动脉分叉处可高于或低于甲状软骨上缘层面。

后方的支持性结构有脊柱及其前方的颈长肌、外侧的斜角肌和胸锁乳突肌等,胸锁乳突肌随层面下移而逐渐移向前内侧,其外侧的颈外静脉及其周围的颈外侧浅淋巴结,由于胸锁乳突肌的前移而逐渐位居其后方。

2)下颈部横断层的下段:颈部脏器位于断层前部,有近似圆形的气管和其后方管腔呈不规则裂隙状的食管,食管后方与脊柱之间为食管后间隙,与上段层面的咽后间隙相延续,向下随食管至胸部。上方层面的气管环前方有甲状腺峡,其与气管、食管外侧的甲状腺侧叶相延续;随层面下移则甲状腺峡和侧叶相继消失,颈动脉鞘与气管、食管直接相邻。

前斜角肌位于椎骨的前外侧,其后方有中斜角肌和后斜角肌,前斜角肌、中斜角肌间形成斜角肌间隙,内有臂丛及其前下方的锁骨下动脉通过。

颈根部层面为颈、胸交界处区域,此层面上肺尖已出现,其前内侧有纵行、横行血管走行。锁骨下动脉、锁骨下静脉横行经过锁骨与肺尖之间,颈总动脉、颈内静脉和椎动脉、椎静脉呈圆形断面而纵向走行。前斜角肌为颈根部的中心标志,以此为标志来确认血管、神经的位置关系。

(4)CT 和 MRI 图像:对照颈部横断层标本,在 CT 和 MRI 图像上先找出比较典型的层面,如甲状软骨板和环状软骨弓等,以此向上、下层面与标本对应观察。注意标本与 CT 和 MRI 图像并不会完全一致。首先,CT 和 MRI 图像是层面的重叠影像,而标本仅为层面的表面形态,只有当标本极薄时才能与相同厚度的影像图像基本相符。其次,由于 CT、MRI 图像与标本并不是同一个体,存在着个体差异。再者,由于 CT、MRI 图像的成像基线与标本的锯切基线不尽相同且存在误差,即使是同一个体的图像与标本也不一定完全相符。因此断层标本的观察重点是掌握器官结构的形态、位置及毗邻关系的连续性变化规律,以断层标本的"不变"应 CT、MRI 图像的"万变"。

【实验报告】

颈部的断层和影像解剖

实验内容:＿＿＿＿＿＿＿＿＿＿＿＿＿＿＿＿＿＿ 日期:＿＿＿＿＿＿年＿＿＿月＿＿＿日

姓名:＿＿＿＿＿＿＿ 学号:＿＿＿＿＿＿＿ 得分:＿＿＿＿＿＿＿

1.填图(图 2-3)

图 2-3 平第 7 颈椎椎体横断层

2.绘图 请绘图显示颈部正中矢状断层的主要结构(黑铅笔或彩图)。

(刘宝全 冯 璟 李 东 鲜军舫)

第三章 胸 部

第一节 纵隔的断层和影像解剖

【实验目标】

1. 辨认头臂干、左颈总动脉、左锁骨下动脉和左头臂静脉、右头臂静脉,观察其在横断层、冠状断层、矢状断层上的表现。

2. 观察上腔静脉、奇静脉弓、主动脉弓、气管、食管的位置及毗邻关系和横断层、冠状断层、矢状断层上的表现。

3. 查看主动脉肺动脉窗的位置及其内容,观察主动脉肺动脉窗的CT、MRI图像表现。

4. 观察左主支气管、右主支气管和左肺动脉、右肺动脉的走行、分支及其毗邻关系。

5. 辨认纵隔前淋巴结、气管旁淋巴结、气管支气管淋巴结、支气管肺淋巴结、隆嵴下淋巴结和纵隔后淋巴结的位置及其配布。

6. 查看血管前间隙、气管前间隙、气管后间隙、气管杈下间隙的位置、形态和内容及其在横断层、冠状断层、矢状断层上的表现。

7. 观察人字形肺动脉干和左肺动脉、右肺动脉在横断层上的配布规律。

8. 查看心包横窦和心包斜窦的位置、形态,观察心包腔及心包上隐窝的形态和心包上隐窝的延伸。

9. 查看左心房、右心房及心耳的位置、形态及其在横断层、冠状断层、矢状断层上的表现。

10. 观察上腔静脉、下腔静脉、冠状窦注入右心房和左肺静脉、右肺静脉注入左心房的位置。

11. 查看左冠状动脉、右冠状动脉的起始、走行、分支及其与心大静脉、中静脉、小静脉的辨认。

12. 查看左心室、右心室和左心房、右心房的形态、位置关系及心房、心室壁厚度,比较心腔在CT与MRI图像上的差异。

13. 查看室间隔和房间隔的位置、形态及其分隔的心腔。观察冠状窦的形态、位置及注入部位。

14. 辨认奇静脉、胸导管、食管、胸主动脉、半奇静脉和副半奇静脉,观察其走行及毗邻关系。

【实验教具】

1. 标本

(1)纵隔前面观标本。

(2)纵隔左、右侧面观标本。

(3)胸部连续横断层标本,层厚10mm。

2. 模型

(1)纵隔前面观模型。

(2)纵隔左、右侧面观模型。

３．多媒体课件

（1）纵隔前面观。

（2）纵隔左、右侧面观。

4．CT 和 MRI 图像

（1）胸部连续横断层 CT 图像（纵隔窗），层厚 5～10mm。

（2）胸部连续横断层 MRI 图像，层厚 5～10mm。

【实验内容及方法】

一、观 察 方 法

首先，观察纵隔整体标本、模型和挂图，从前面观了解纵隔的分区，观察上纵隔的位置和内容，以及各器官结构的毗邻关系；分别观察前纵隔、中纵隔、后纵隔的位置和内容，以及各器官结构的毗邻关系。从纵隔左、右侧面观察纵隔结构的位置、走行及其毗邻关系。然后，观察胸部连续横断层标本，主要观察纵隔器官结构在横断层的位置、形态、毗邻关系及其变化规律。最后，观察胸部连续横断层 CT（纵隔窗）和 MRI 图像，观察纵隔器官结构的位置、形态、毗邻关系及其变化规律。

二、观察内容及层面

1．观察内容

（1）上纵隔结构：胸腺、左头臂静脉、右头臂静脉、头臂干、左颈总动脉、左锁骨下动脉、气管、食管、膈神经、迷走神经、喉返神经和胸交感干等。

（2）前纵隔结构：纵隔前淋巴结和胸腺等。

（3）中纵隔结构：心脏外形、心腔结构、心包、心包横窦和心包斜窦；上腔静脉、下腔静脉、冠状窦和左肺静脉、右肺静脉等入心血管；肺动脉、升主动脉等出心血管。

（4）后纵隔结构：胸主动脉、食管、奇静脉、半奇静脉、副半奇静脉、胸导管、迷走神经、胸交感干和内脏大神经、内脏小神经等。

（5）纵隔间隙：血管前间隙、气管前间隙、气管后间隙、气管杈下间隙、主动脉肺动脉窗。

（6）纵隔淋巴结：ATS 图［由美国胸腔协会（American Thoracic Society）绘制］。

2．观察层面

（1）纵隔的横断层

1）纵隔横断层的分布：纵隔的横断层以主动脉肺动脉窗和肺动脉口为界可分为上、中、下部。上部为主动脉肺动脉窗以上的层面，主要特征是以纵行管道为主，结构较少；中部为主动脉肺动脉窗与肺动脉口之间的层面，主要特征是粗大的上腔静脉、升主动脉和肺动脉干自右侧向左侧依次排列，结构多且配布复杂；下部为肺动脉口以下的层面，主要特征是以心腔为主，结构相对较少。

2）纵隔上部的横断层：主要是辨认空腔管道和淋巴结，观察纵隔间隙的形态、位置及其内容，为临床纵隔淋巴结肿大等病变的影像定位诊断提供解剖学依据。纵隔上部的横断层自前向后可分为 5 层，即胸腺层、静脉层、动脉层、气管层和食管层，每层内除有相应器官结构外，还有淋巴结、神经等。

胸腺层位于胸骨与大血管之间，主要为血管前间隙及其内的胸腺、纵隔前淋巴结。胸腺呈不对称性，青少年的胸腺相对较大，中年以后逐渐被结缔组织所替代，在横断层上仅能观察到较小的结缔组织。血管前间隙并非真正的腔隙，在CT图像上是位于大血管前方与胸骨之间的低密度区，由脂肪组织和结缔组织等构成。纵隔前淋巴结较小且分散，不易观察到。

静脉层由左头臂静脉、右头臂静脉及其向下汇合成的上腔静脉组成。随层面下移则左头臂静脉、右头臂静脉均向中线靠近，但右头臂静脉的移动较小；左头臂静脉向下斜行逐渐越过中线，与右头臂静脉汇合成粗大的上腔静脉，在中线的稍右侧下行并注入右心房。

动脉层为主动脉弓上缘发出的三大分支和主动脉弓及其起止端，左迷走神经和左膈神经也位于此层内。主动脉弓层面以上的三大分支呈弧形排列，自右前向左后依次为头臂干、左颈总动脉和左锁骨下动脉（图3-1-1）。头臂干位于中线的右侧，与左颈总动脉的距离较远，随层面下移则逐渐靠近中线。主动脉弓自右前斜向左后，向下延续为前方的升主动脉和后方的胸主动脉。

图3-1-1　经主动脉弓上份的横断层

1. 上腔静脉；2. 头臂干；3. 气管；4. 食管；5. 左颈总动脉；6. 左锁骨下动脉。

气管层主要是气管及其向下延续的气管杈，气管旁淋巴结和气管支气管淋巴结分布于气管、气管杈周围。主动脉弓以上的气管食管沟内有左喉返神经上行。

食管层主要有食管、胸导管、副半奇静脉、奇静脉、纵隔后淋巴结和食管周围的迷走神经等。食管沿脊柱前方下行，周围有食管旁淋巴结；胸导管位于食管的左后方，并与之相伴行。奇静脉出现于主动脉弓以下的层面上，位于食管的右后方，其向上走行形成奇静脉弓，自后向前越过右肺根汇入上腔静脉。

纵隔间隙在CT图像上的表现为低密度区，为脂肪组织、结缔组织和淋巴结等充填于器官之间的区域。气管前间隙为气管前方与大血管之间的三角形区域，向下至气管杈与气管杈下间隙相延续；气管后间隙位于气管后方与脊柱之间，内有食管等结构，其与下方的后纵隔间隙相延续；主动脉肺动脉窗是主动脉弓下方与肺动脉之间的疏松结缔组织区域，其前方为升主动脉及主动脉弓的起始端，后方是胸主动脉及主动脉弓的末端，内有动脉韧带（或动脉导管）、淋巴结和左喉返神经等。

3）纵隔中部的横断层：以经肺动脉杈的横断层（图3-1-2）为例，主要辨认与纵隔相连的出入肺门的管道和纵隔间隙、淋巴结、心包上隐窝，为临床淋巴结转移等病变的影像定位诊断提供形态学依据。纵隔中部层面的结构可依据前纵隔、中纵隔、后纵隔来观察及辨认，大血管前方与胸骨之间为前纵隔，内有胸腺等。上腔静脉、升主动脉和肺动脉干及其分支位于中纵隔前份，且自右侧向左侧依次排列；中纵隔后份的结构主要为左主支气管、右主支气管及其分支和左上肺静脉、右上肺静脉注入左心房处。后纵隔内主要是食管、胸主动脉和奇静脉等纵行结构。

前纵隔的大血管前方为血管前间隙，内有脂肪组织和部分胸腺或致密结缔组织。纵隔前淋巴结的数目较多，但体积较小、分散，不易观察到。

中纵隔前份内的管道较粗大，自右侧向左侧依次为上腔静脉、升主动脉和肺动脉干，肺

图 3-1-2 经肺动脉权的横断层

1. 上腔静脉；2. 升主动脉；3. 左肺动脉；4. 左主支气管；5. 食管；6. 肺动脉干；7. 右肺动脉。

动脉干向后发出左肺动脉、右肺动脉。左肺动脉较右肺动脉短且出现的层面稍高，右肺动脉经升主动脉和上腔静脉的后方斜行进入肺门，在上腔静脉后方发出右肺上叶动脉，其斜向右上方进入右肺门。人字形的肺动脉干、左肺动脉和右肺动脉是中纵隔横断层的典型结构。中纵隔后份内的左主支气管、右主支气管随层面下移则逐渐远离中线且延伸至肺门，其管径逐渐变细；右主支气管发出右肺上叶支气管后移行为中间支气管。左主支气管和中间支气管分别位于肺门处的左上肺静脉、右上肺静脉后方，分为上叶支气管、下叶支气管和中叶支气管进入肺内。左上肺静脉、右上肺静脉出现于人字形肺动脉末端，随层面下移则逐渐增粗且向后内侧靠拢，经左主支气管、右主支气管和中间支气管的前方，向内侧注入左心房。

后纵隔内主要为纵行结构，自右侧向左侧依次为奇静脉、食管和胸主动脉；胸导管较细小，位于食管与脊柱之间的偏右侧；半奇静脉位于胸主动脉的后方，食管周围有迷走神经和食管旁淋巴结。

气管权下间隙位于气管权的下方，随左主支气管、右主支气管的分离而逐渐增大，至左心房出现时消失，内有隆嵴下淋巴结。心包上隐窝位于升主动脉周围，为心包腔沿升主动脉向上的延伸，可伸至主动脉弓上缘的头臂干起始处，在横断层上可呈新月形、半环形和裂隙状等。

4）纵隔下部的横断层：主要观察各心腔的位置关系及其内部的结构，为先天性心脏病等疾病的超声和 MRI 影像定位诊断提供形态学依据。纵隔下部层面的结构也可依据前纵隔、中纵隔、后纵隔来分别观察和辨认，心包前壁与胸骨之间为前纵隔，较狭窄，仅有少量脂肪组织；中纵隔主要是心脏、心包及心包腔；后纵隔内有奇静脉、食管和胸主动脉等纵行结构。

中纵隔的心脏呈空腔状，左心房、右心房均先出现腔面粗糙的心耳，随层面下移则为壁薄、腔面光滑的心房。右心房位于心的右侧，呈前后稍长的椭圆形；左心房位于心的后部，呈横行的不规则状；左心房、右心房之间有自右后斜向左前的房间隔相分隔。右心室较左心室先出现，位于心的右前方，室壁较心房厚。右心室的流出道较光滑，腔较小；流入道的腔面粗糙，并有右房室口的开口，房室口处有附着的三尖瓣伸向心室。左心室位于心脏的左侧，室壁较心腔先出现，其上部层面的心腔断面较小，腔壁光滑，为左心室的流出道；其下部层面的心腔断面稍增大，室壁粗糙且有肉柱附着，左房室口处附着有伸向左心室的二尖瓣。左心室、右心室之间为室间隔，室间隔分为肌部和膜部，斜行的肌部分隔左心室、右心室，膜部又分为分隔左心室、右心室的室间部和分隔右心房与左心室的房室部。心包较薄，心包后壁与左心房后壁之间的横行裂隙为心包斜窦。

心包后壁与脊柱之间为后纵隔间隙，有后纵隔内的纵行管道。胸主动脉和奇静脉分别位于脊柱的左、右侧，两者之间的前方为食管。奇静脉与胸主动脉之间有胸导管，胸主动脉的后方为半奇静脉，食管周围有迷走神经和后纵隔的食管旁淋巴结。

（2）纵隔的冠状断层：纵隔的冠状断层以心后缘为界分为前、后部。前部为心后缘以前的层面，主要特征是以心脏及其内部的心腔为主。纵隔内的右心室腔先出现，其内腔凹凸不平，有隆起的乳头肌等附着。随层面后移则出现左心室腔和较光滑的右心室流出道，以及位于右心室右侧的右心耳，左心室壁较厚，约为右心室壁厚度的3倍；层面持续后移则出现右心房及升主动脉、肺动脉干和上腔静脉、下腔静脉，当左心室消失时则左心房出现，在左心房上方有左肺动脉、右肺动脉和气管、食管、主动脉弓的断面；之后随层面后移则出现气管杈及其左主支气管、右主支气管等。后部为心后缘以后的层面，主要特征是以纵行的管道为主。胸主动脉和食管分别位于中线的左、右侧，随层面后移在食管后方出现胸导管、奇静脉，在胸主动脉的后方出现半奇静脉和副半奇静脉。

（3）纵隔的矢状断层：纵隔的矢状断层以纵行的胸主动脉为界分为左、右侧部。左侧部为胸主动脉及其以左的层面，主要容纳左心室和右心室。左心室先出现，随层面右移出现左心室前下方的右心室和前方的肺动脉干，左心室壁明显厚于右心室壁。在胸主动脉层面上，左心室逐渐消失，在胸主动脉前方出现左心房，在左心房前上方的主动脉口经升主动脉与主动脉弓相连通，右心室经其流出道与肺动脉干相连通。右侧部为胸主动脉以右的层面，主要特征是以右心房为主。右心房位于前下方，其后上方为左心房，上方为升主动脉及其相连的主动脉弓和气管。随层面右移则升主动脉消失，与右心房相连通的上腔静脉出现，其后方的左心房则逐渐缩小至右肺上静脉、右肺下静脉入口处。下腔静脉位于脊柱的前方，向上与右心房相连通。

（4）X射线、CT和MRI图像：对照胸部纵隔的横断层、冠状断层、矢状断层标本，在CT、MRI图像上先找到比较典型的层面，如主动脉弓、四个心腔等，以此向上下、前后和左右层面与标本进行对照观察。对照整体纵隔标本观察胸部正位X射线片，分别辨认纵隔及其两侧的结构。

【实验报告】

纵隔的断层和影像解剖

实验内容：_____ 日期：_____年____月____日

姓名：_____ 学号：_____ 得分：_____

1.填图（图3-1-3～图3-1-6）

图3-1-3 经肺动脉干及左肺动脉、右肺动脉的横断层

辨认：升主动脉、上腔静脉、右肺动脉、左主支气管和食管。

图3-1-4 经肺动脉干及左肺动脉、右肺动脉的横断层CT图像

辨认：升主动脉、上腔静脉、右肺动脉、气管和食管。

图3-1-5　经主动脉肺动脉窗的横断层

辨认：胸主动脉、上腔静脉、奇静脉、主动脉肺淋巴结（5区）和右下气管旁淋巴结（4R区）。

图3-1-6　经主动脉肺动脉窗的横断层CT图像

辨认：胸主动脉、上腔静脉、奇静脉、主动脉肺动脉窗淋巴结（5区）和右下气管旁淋巴结（4R区）。

2. 绘图　请绘图显示经脉动脉权的横断层的主要结构（黑铅笔或彩图）。

（陈成春　王震寰　张立娜　朴成浩　赵　云　武　俊　姜　东）

第二节　肺与胸膜的断层和影像解剖

【实验目标】

1. 辨认右肺上叶前段支气管、后段支气管、尖段支气管；左肺上叶前段支气管和尖后段支气管，观察其在横断层、冠状断层、矢状断层上的表现。

2. 辨认肺上叶前段静脉、后段静脉、尖段静脉和尖后段静脉，划分肺上叶的肺段，即右肺上叶前段、后段、尖段和左肺上叶前段、尖后段。

3. 观察右肺尖段和左肺尖后段的形态、范围及其在横断层上消失的标志性结构。

4. 观察奇静脉弓与右肺门和主动脉弓与左肺门的位置关系。

5. 辨认右主支气管、右肺上叶支气管、中间支气管、右肺中叶支气管、右肺下叶支气管和左主支气管、左肺上叶支气管、左肺下叶支气管。

6. 观察左肺斜裂、右肺斜裂和右肺水平裂的形态及位置变化，观察其CT、MRI图像表现。

7. 辨认右肺动脉、右肺上叶动脉、叶间动脉、右肺中叶动脉、右肺下叶动脉和左肺动脉、尖段动脉、后段动脉、前段动脉、舌动脉干、左肺下叶动脉。

8. 查看左肺门、右肺门结构的排列关系，观察其CT、MRI图像表现。

9. 查看左上肺静脉、右上肺静脉的位置及其注入左心房处，观察左下肺静脉、右下肺静脉出现的层面及注入左心房处。

10. 辨认右肺中叶的外侧段支气管、动脉、静脉和内侧段支气管、动脉、静脉，划分右肺中叶的外侧段与内侧段。

11. 辨认肺下叶上段支气管、动脉、静脉，划分肺下叶的上段与各底段。

12. 辨认左肺上叶上舌段支气管、动脉、静脉和下舌段支气管、动脉、静脉，划分左肺上叶的前段与上舌段和上舌段与下舌段。

13. 辨认肺下叶内侧底段支气管、前底段支气管、外侧底段支气管、后底段支气管、内侧前底段动脉和内侧底段动脉、前底段动脉、外侧底段动脉、后底段动脉。

14. 辨认右肺的底段总静脉、底段上静脉、底段下静脉和左肺的后底段静脉、外侧底段静脉、内侧前底段静脉，划分肺下叶内侧底段、前底段、外侧底段、后底段和内侧前底段。

15.查看肺韧带的位置、形态及肺韧带淋巴结，观察其在横断层、冠状断层、矢状断层上的表现。

16.观察奇静脉食管隐窝的形态、位置及形成，观察其在横断层、冠状断层、矢状断层上的表现。

17.查看肋膈隐窝的形态，探查其深度及其与周围脏器的关系，观察肋膈隐窝的 CT、MRI 图像表现。

【实验教具】

1.标本

（1）胸腔前面观标本。

（2）游离左、右肺标本。

（3）胸部连续横断层标本，层厚 10mm。

2.模型

（1）左、右肺模型。

（2）支气管树模型。

3.多媒体课件

（1）肺和肺段。

（2）支气管树。

（3）肺动脉及其分支。

（4）肺静脉及其属支。

（5）肺内管道（肺动脉和支气管）。

（6）胸膜和肺体表投影。

4.CT 和 MRI 图像

（1）胸部连续横断层 CT 图像（肺窗），层厚 5～10mm。

（2）胸部连续横断层 MRI 图像，层厚 5～10mm。

【实验内容及方法】

一、观 察 方 法

首先，观察肺和胸膜的整体标本、模型和挂图。其次，观察肺的位置、分叶和分段；观察气管、左主支气管、右主支气管、叶支气管和肺段支气管；观察肺动脉干、左肺动脉、右肺动脉、肺叶动脉和肺段动脉；观察左上肺静脉、左下肺静脉、右上肺静脉、右下肺静脉、肺叶静脉和肺段静脉。最后，观察胸部连续横断层 CT（肺窗）和 MRI 图像，观察肺段和肺内管道的位置、形态、毗邻关系及其变化规律。

二、观察内容及层面

1.观察内容

（1）右肺上叶尖段、前段和后段，以及尖段、前段和后段动脉、支气管和静脉等。

（2）右肺中叶内侧段和外侧段，以及内外侧段动脉、支气管和静脉。

（3）右肺下叶上段、内段、前段、外段和后段，以及上段、内段、前段、外段和后段的动脉、支气管和静脉。

（4）左肺上叶尖后段和前段，以及尖后段和前段的动脉、支气管和静脉；上、下舌段及上、下舌段的动脉、支气管和静脉。

（5）右肺下叶上段、内前段、外段和后段，以及上段、内前段、外段和后段的动脉、支气管和静脉。

（6）胸膜和胸膜腔、肋膈隐窝。

2. 观察层面

（1）肺和胸膜的横断层

1）肺横断层的分布：肺横断层以肺门为界，分为上、中、下部。上部为肺门以上的层面，主要特征是肺内管道较少，仅为左、右肺的上叶，肺段少；中部为肺门所在的层面，主要特征是肺门处管道多且配布复杂，右肺上叶、中叶、下叶和左肺上叶、下叶同时出现，肺段变化大；下部为肺门以下的层面，主要特征是肺下叶的管道相对较多，右肺中叶、下叶和左肺上叶、下叶同时存在，肺段相对固定。

2）肺上部的横断层：主要是辨认肺内管道，以肺静脉的段间支为标志划分肺段，为临床肺结核空洞等病变的影像定位诊断提供解剖学依据。肺上部的横断层以纵隔内的标志性结构和肺段的配布为标志，又可分为上、下段，主动脉弓以上层面为上段，主动脉弓所在层面及主动脉肺动脉窗层面（左侧）为下段。

主动脉弓以上层面的肺组织仅为尖段（右侧）和尖后段（左侧），肺内管道较少；右肺内有尖段支气管、动脉相伴行和散在的尖段静脉，左肺内有尖后段支气管、动脉相伴行和散在的尖后段静脉。

主动脉弓所在层面的肺内管道稍增粗，右肺尖段缩小且紧邻肺的纵隔面，后段和前段出现；左肺出现前段。右肺内有伴行的前段支气管、动脉和后段支气管、动脉，靠近纵隔面的肺组织内管道较多，尖段支气管、动脉伴行且紧邻纵隔面，其前方有散在的尖段静脉；后段静脉位于尖段支气管、动脉的后外侧。尖段静脉与后段静脉连成弧形线，分开内侧的尖段与外侧的前、后段，自后段静脉长轴至肺胸肋面的延长线分开前段与后段。左肺内有伴行的前段支气管、动脉和尖后段支气管、动脉，两者之间有散在的尖后段静脉，自尖后段静脉长轴至肺胸肋面的延长线分开其前段与尖后段。主动脉弓是右肺尖段消失和前、后段出现的标志，也是左肺前段出现的标志，当主动脉弓出现时，左肺前段和右肺前、后段也随之出现。主动脉肺动脉窗层面的左肺内出现斜裂和较小的左肺下叶上段。

3）肺中部的横断层：以经支气管杈的横断层（图 3-2-1、图 3-2-2）为例，主要辨认肺门结构和肺内较粗的管道，以肺静脉的段间支为标志划分肺段，为临床肺门处占位性病变的影像定位诊断提供形态学依据。肺中部的横断层以肺门处的左肺动脉、右肺动脉和肺段的配布为标志分为上、下段，肺动脉及其以上的层面为上段，主要是左肺上叶、右肺上叶和下叶上段；肺动脉以下的层面为下段，主要是右肺中叶、左肺舌叶和双肺下叶底段。

肺动脉及其以上层面的肺组织被斜裂分为右肺上叶、右肺下叶和左肺上叶、左肺下叶，右肺上叶为前段和后段，左肺上叶为前段和尖后段；左肺下叶、右肺下叶均为上段。肺内管道主要集中于肺门处，右肺门自上而下依次出现右主支气管及其分支、右肺动脉及其发出的右肺上叶动脉；右主支气管前方有内侧的右肺上叶动脉和外侧的尖段静脉、前段静脉、后段静脉。右主支气管后方有伴行的后段支气管、动脉，自后段静脉长轴至肺胸肋面的延长线分开后段与前段。尖段静脉、后段静脉和前段静脉向下汇合成右上肺静脉。右肺动脉的

图 3-2-1　经支气管杈的横断层
1. 右肺斜裂；2. 右肺后段静脉段间支；3. 右肺上叶支气管；4. 左肺尖后段静脉段间支。

图 3-2-2　经支气管杈的横断层 CT 图像（肺窗）
1. 右肺斜裂；2. 右肺后段静脉段间支；3. 右肺上叶支气管；4. 左肺尖后段静脉段间支。

后方为中间支气管，肺门结构自前向后为右上肺静脉、右肺动脉和中间支气管。右肺上叶后份内有后段静脉的段间支，以其长轴延长线分开前段与后段。左肺门处的左肺动脉位置高且最先出现，其前方有尖后段静脉延续成的左上肺静脉；左肺动脉跨越左肺上叶支气管上方形成左肺动脉弓，自动脉弓上直接发出向上的尖段动脉和前段动脉、后段动脉，在前段动脉、后段动脉之间有左肺上叶支气管上干向上行，自尖后段静脉或左上肺静脉长轴至肺胸肋面的延长线分开尖后段与前段。左肺动脉消失是右肺中叶和左肺舌叶出现的标志。

　　肺动脉以下层面的肺门结构和肺段配布较复杂，右肺出现水平裂和右肺中叶，右肺的上叶、中叶、下叶同时存在；左肺出现舌叶。右肺动脉下份层面上的右肺门处结构较粗大，自前向后依次为右上肺静脉、叶间动脉和中间支气管；随层面下移则叶间动脉分为右肺中叶的内、外侧段动脉和右肺下叶动脉，中间支气管分为右肺中叶支气管和右肺下叶支气管，右上肺静脉注入左心房。右肺中叶支气管分为内侧段支气管、外侧段支气管，与相应的动脉相伴行。上肺静脉层面上的右肺门处，自前向后有右上肺静脉、右肺下叶动脉和右肺下叶支气管，周围散在分布有右肺中叶的内侧段支气管、外侧段支气管及动、静脉和右肺下叶的上段支气管及动、静脉。右肺上叶的后段在右肺中叶外侧段出现后消失，随层面下移则右肺中叶内出现内侧段，内、外侧段被外侧段静脉长轴的延长线所分隔。上段静脉出现于右肺下叶的上段与各底段之间，为较粗大的段间静脉，是区分上段与各底段的标志性结构。

　　左肺门处较粗的管道自前向后依次为左上肺静脉、左主支气管和左肺下叶动脉，随层面下移则左主支气管分为上叶支气管和下叶支气管。上叶支气管又分为上干和下干，上干行向上方，分出尖后段支气管和前段支气管，下干分为上舌段支气管和下舌段支气管，各支气管均有相应的动脉相伴行且分布于相应的肺段内。上舌段出现于左肺动脉下方的层面上，占据尖后段的位置；上舌段与前段以前段静脉长轴至肺胸肋面的延长线相分隔。下舌段位于上舌段的后方，常出现于左肺门处的上肺静脉、下肺静脉之间的层面上。当下舌段出现后，左肺上叶的前段消失，上舌段、下舌段以上舌段静脉（或舌静脉干）长轴的延长线相分隔。左肺下叶的结构基本与右肺下叶相同，以上段静脉与各底段相分隔。下肺静脉层面上出现内侧前底段、外侧底段和后底段，其肺门处结构为前方的左肺下叶支气管和左肺下叶动脉分出的内侧前底段动脉、外侧后底段动脉，后方是左下肺静脉，各底段以相对乏血管区相区分。

　　4）肺下部的横断层：主要辨认左、右肺下叶内的管道和划分各底段，为临床肺下叶病变的影像定位诊断提供形态学依据。肺下部横断层以膈穹窿为标志分为上、下段,膈穹窿以上的层面为上段,肺内管道较粗且排列密集;膈穹窿及其以下的层面为下段,肺内管道较细且散在分布。

右肺中叶内有伴行的内侧段支气管、动脉和外侧段支气管、动脉,其间有散在的内侧段静脉和外侧段静脉,以外侧段静脉长轴至肺胸肋面的延长线分开内侧段与外侧段。外侧段在膈穹窿上方的层面上消失,自此层面和膈穹窿及其以下的层面上,斜裂前方的右肺中叶仅为内侧段。左肺舌叶内有伴行的下舌段支气管、动脉,其前方依次为散在的下舌段静脉和上舌段静脉,自上舌段静脉长轴至肺胸肋面的延长线分开上舌段与下舌段。上舌段常在纵隔四心腔层面上消失,自此层面和膈穹窿及其以下的层面上,斜裂前方的左肺上叶仅为下舌段。

膈穹窿以上层面的右肺下叶内有伴行的内侧底段支气管及动脉、前底段支气管及动脉、外侧底段支气管及动脉、后底段支气管及动脉;肺内有散在、较粗大且呈前后关系的底段上静脉、底段下静脉。内侧底段靠近肺的纵隔面,以底段上静脉、底段下静脉的弧形连线或额外肺裂与其他底段相区分,自底段上静脉、底段下静脉长轴的延长线可分开前底段、外侧底段和后底段。左肺下叶内的结构与右肺下叶基本相同,内有伴行的内侧前底段支气管及动脉、外侧底段支气管及动脉、后底段支气管及动脉,其间有散在的内侧前底段静脉、外侧底段静脉和后底段静脉。内侧前底段静脉和外侧底段静脉的延长线分开内侧前底段、外侧底段和后底段。

膈穹窿及其以下层面的肺内管道变细且分散,但各底段的支气管、动脉仍相伴行,以各底段支气管及动脉之间的相对乏血管区可区分左、右肺下叶内的各底段。右肺内侧底段在肝断面出现时消失;后底段较低,随层面下移则其最后消失。

5)胸膜的配布及其形成的特殊结构:胸膜为一薄层的浆膜,分为壁胸膜和脏胸膜,壁胸膜贴于胸壁内面、膈肌上面和纵隔的两侧,并可在肺尖上方形成胸膜顶;脏胸膜贴于肺表面,可折返伸入至肺裂内。脏胸膜与壁胸膜在肺根处相互移行,并在肺根下方形成呈冠状位的肺韧带。

壁胸膜在相互移行转折处可形成隐窝,如肋纵隔隐窝、肋膈隐窝和奇静脉食管隐窝等。脏、壁胸膜相互移行处在肺根下方形成肺韧带,分别连于左肺下叶、右肺下叶,将肺固定于纵隔的左、右侧面。在肺门以下的胸部横断层上,肺韧带连于肺的纵隔面与食管之间,呈冠状位。在奇静脉弓以下的胸部横断层上,奇静脉与其前方的食管之间较窄的裂隙状为奇静脉食管隐窝,由纵隔胸膜与肋胸膜延续转折处伸向中线形成,为右侧胸膜腔的一部分。在第二肝门以下的腹部横断层上,肋膈隐窝呈半环状,位于膈肌与胸壁内面的壁胸膜之间;肋膈隐窝的前、外侧部先出现,后部出现的层面较低。

(2)肺和胸膜的冠状断层:肺和胸膜的冠状断层以肺门为界分为前、中、后部。前部为肺门以前的层面,主要特征是肺内的管道由细逐渐变粗,肋膈隐窝较清晰。左肺被斜裂分隔为上叶、下叶,上叶主要为尖后段、前段、上舌段和下舌段,下叶主要为内侧前底段和外侧底段;右肺被水平裂分隔为上叶、中叶,上叶主要为尖段和前段,中叶为外侧段和内侧段。中部为肺门所在的层面,主要特征是与纵隔相连的肺门处的管道较粗大,肺根的下方出现肺韧带。左肺门处有较粗大的左肺动脉、左主支气管和左上肺静脉、左下肺静脉出入,左肺被斜裂分隔为上、下叶,上叶主要为尖后段、上舌段和下舌段,下叶主要为上段、内侧前底段和外侧底段;右肺门处有较粗大的右肺动脉、右主支气管和右肺上静脉、右肺下静脉,右肺被水平裂和斜裂分隔为上、中、下叶,上叶主要为尖段和后段,中叶为外侧段和内侧段,下叶主要为内侧底段和前底段。后部为肺门以后的层面,主要特征是肺内的管道由粗逐渐变细,奇静脉食管隐窝出现。左肺被斜裂分隔为上、下叶,上叶主要为尖后段,下叶主要为上段、内侧前底段和后底段；右肺被水平裂和斜裂分为上、中、下叶，上叶主要为尖段和后段，中叶主要为外侧段，下叶主要为上段、内侧底段、外侧底段和后底段。

（3）肺和胸膜的矢状断层：肺和胸膜的矢状断层以纵隔为界分为左、右肺。左肺的主要特征是以斜裂分为上、下叶。肺内的管道较细小，随层面向中线移动肺内的管道逐渐增粗。上、下叶内分别出现尖后段和上段、外侧底段，随层面右移则在上叶内依次出现上舌段、下舌段和前段，下叶内依次出现后底段和内侧前底段。左肺门层面肺被纵隔分隔成∩形，左肺门处有较粗大的左肺动脉、左上肺静脉、左主支气管和左下肺静脉自上而下依次排列，其周围有肺门淋巴结。肋膈隐窝分为前、后部，分别位于胸前、后壁与膈肌之间；肺根下方有肺韧带与纵隔相连。右肺的主要特征是被斜裂和水平裂分为上、中、下叶。右肺门处的肺内管道较粗大，自上而下有上叶支气管、右肺动脉、中间支气管、右上肺静脉和右下肺静脉出入，随层面右移则肺内的管道逐渐变细。在右肺门层面肺被纵隔分为前、后部，前部被水平裂分为上、中叶，上叶主要为前段，中叶主要为内侧段；后部被斜裂分为上、下叶，上叶主要为后段，下叶主要为上段和后底段。随层面右移则右肺连为一体，被斜裂和水平裂分为上、中、下叶，上叶主要为尖段、前段和后段；中叶主要为内侧段，随层面右移内侧段消失时则外侧段出现；下叶主要为上段、内侧底段和后底段，随层面进一步地右移，内侧底段和后底段消失时，则分别出现前底段和外侧底段。奇静脉食管隐窝自右侧伸向中线，有肺嵴突入。

（4）X 射线、CT 和 MRI 图像：对照胸部肺的横断层、冠状断层、矢状断层标本，在肺窗 CT、MRI 图像上先找到比较典型的层面，如气管杈等，以此向上下、前后和左右层面与标本进行对照观察。对照支气管树标本观察支气管碘油造影 X 射线片，分别辨认各肺段支气管。

【实验报告】

肺与胸膜的断层和影像解剖

实验内容：_____　　　　　日期：_____年___月___日

姓名：_____　　　学号：_____　　　　　得分：_____

1.填图（图3-2-3～图3-2-5）

图3-2-3　经主动脉窦的横断层

辨认：右肺外侧段静脉（VⅣ）、右肺中叶内侧段（SV）、右肺下叶内侧底段支气管（BⅦ）、左肺下叶上段静脉（VⅥ）和左肺上叶上舌段（SⅣ）。

图 3-2-4 奇静脉弓的横断层

辨认：右肺后段静脉段间支（ⅤⅡ）、右肺斜裂、右肺上叶前段（SⅢ）、左肺下叶上段（SⅥ）和右肺尖段支气管（BⅠ）。

图 3-2-5 奇静脉弓的横断层 CT 图像（肺窗）

辨认：右肺后段静脉段间支（ⅤⅡ）、右肺斜裂、右肺上叶前段（SⅢ）、左肺下叶上段（SⅥ）和右肺尖段支气管（BⅠ）。

2. 绘图 请绘图显示经支气管杈的横断层的主要结构（黑铅笔或彩图）。

（陈成春 王震寰 张立娜 朴成浩 赵 云 武 俊 姜 东）

第三节 心脏超声切面和影像解剖

【实验目标】

1. 辨认经胸骨旁左心室长轴切面的解剖结构，观察此切面左心室流出道、主动脉根部、左心房、左心室、右心室、右心室流出道、主动脉瓣及二尖瓣的位置及毗邻关系。

2. 辨认经胸骨旁右心室流入道长轴切面的解剖结构。

3. 辨认经胸骨旁主动脉瓣水平（心底）短轴切面的解剖结构，观察主动脉瓣叶的数目和形态，查看肺动脉、房间隔、右心室流出道、右心室流入道、三尖瓣、右心房、左心房的位置及毗邻关系。

4. 观察经胸骨旁二尖瓣水平左心室短轴切面左心室与右心室的形态、右心室前壁、室间隔与左室壁，分辨二尖瓣前瓣与后瓣，并观察舒张期二尖瓣口形态。

5. 观察经胸骨旁乳头肌水平左心室短轴切面室壁厚度及乳头肌的位置。

6. 辨认经心尖四腔心切面的解剖结构；观察十字交叉的完整性，房间隔、室间隔的连续性，二尖瓣前瓣与三尖瓣隔侧瓣在室间隔附着位点的差异、左心室与右心室形态的差异。

7. 观察比较经心尖五腔心切面与经心尖四腔心切面的不同，查看室间隔形态、厚度以及左心室流出道是否通畅。

8. 观察经心尖二腔心切面，辨认左心房、左心室及二尖瓣。

9. 观察经心尖三腔心切面，辨认左心房、左心室、主动脉的空间位置关系，注意观察主动脉瓣无冠瓣与二尖瓣前瓣的连续性、室间隔与主动脉根部前壁的连续性。

【实验教具】

超声图像

（1）经胸骨旁左心室长轴切面。

（2）经胸骨旁右心室流入道长轴切面。

（3）经胸骨旁主动脉瓣水平（心底）短轴切面。

（4）经胸骨旁二尖瓣水平左心室短轴切面。

（5）经胸骨旁乳头肌水平左心室短轴切面。

（6）经心尖四腔心切面。

（7）经心尖五腔心切面。

（8）经心尖二腔心切面。

（9）经心尖三腔心切面。

【实验内容及方法】

一、观 察 方 法

首先，了解心脏超声各常用切面的获取方法；然后，熟悉并掌握心脏超声常用切面的解剖结构特征以及各结构的毗邻关系。

二、观察内容及层面

1．观察内容

（1）经胸骨旁左心室长轴切面结构：右心室流出道、右心室、室间隔及左室后壁、左心室、左心房、二尖瓣前瓣、二尖瓣后瓣、主动脉根部等。

（2）经胸骨旁右心室流入道长轴切面结构：右心室、右心房、三尖瓣前瓣、三尖瓣后瓣。

（3）经胸骨旁主动脉瓣水平（心底）短轴切面结构：主动脉瓣、右心室流出道、肺动脉、右心室流入道、三尖瓣、右心房、左心房、房间隔。

（4）经胸骨旁二尖瓣水平左心室短轴切面：右心室前壁、右心室腔、室间隔、左心室腔、左心室后壁、二尖瓣前瓣、二尖瓣后瓣及左房室口。

（5）经胸骨旁乳头肌水平左心室短轴切面：右心室前壁、右心室腔、室间隔、左心室腔、左心室后壁、前外侧乳头肌和后内侧乳头肌。

（6）经心尖四腔心切面：左心房、右心房、左心室、右心室、房间隔、室间隔、房室瓣、肺静脉。

（7）经心尖五腔心切面：左心室、右心室、左心房、右心房、室间隔、左心室流出道、主动脉瓣。

（8）经心尖二腔心切面：左心室、左心房、二尖瓣。

（9）经心尖三腔心切面：左心室、左心房、二尖瓣、主动脉瓣。

2．观察层面

（1）经胸骨旁左心室长轴切面（图3-3-1）

1）切面获取方法：将探头置于胸骨左缘第3、4肋间，声束平行于右肩至左肋膈角连线方向，可获得经胸骨旁左心室长轴切面。

2）切面解剖结构显示：右侧为心底部，由前向后依次为右心室前壁、右心室流出道、主动脉根部前壁、主动脉腔、主动脉右冠瓣和无冠瓣、主动脉根部后壁和左心房前壁、左心房、左心房后壁。切面的左侧为心尖部，其结构由前向后依次为右心室前壁、右心室腔、室间隔、左心室腔、左心室后壁。切面中部结构由前向后依次为右心室前壁、右心室腔、室间隔与主动脉根部前壁的移行部、左心室流出道、二尖瓣前瓣、左房室口、二尖瓣后瓣、左心室后壁与左心房后壁的移行部。

（2）经胸骨旁右心室流入道长轴切面（图3-3-2）

1）切面获取方法：将探头置于胸骨左缘第3、4肋间，稍向右下倾斜，使声束平行于右锁骨上窝与左腹股沟的连线方向，可获得经右心室流入道长轴切面。

图 3-3-1 经胸骨旁左心室长轴切面

A.切面示意图；B.心脏超声切面。

1.右心室前壁；2.右心室流出道；3.升主动脉；4.主动脉瓣；5.左心房；6.室间隔；7.左心室；
8.二尖瓣前瓣；9.二尖瓣后瓣；10.左心室后壁。

图 3-3-2 经胸骨旁右心室流入道长轴切面

A.切面示意图；B.心脏超声切面。

1.右心室；2.右心室前壁；3.三尖瓣后瓣；4.右心房；5.三尖瓣前瓣。

2）切面解剖结构显示：位于左前方的右心室、位于右后方的右心房、位于切面中部的右房室之间的三尖瓣前瓣和后瓣，右心房的后方可见下腔静脉。

（3）经胸骨旁主动脉瓣水平短轴切面（图 3-3-3）

1）切面获取方法：在经胸骨旁左心室长轴切面的基础上，顺时针旋转探头 90°，使声束经过主动脉瓣水平，可获得此短轴切面。

2）切面解剖结构显示：主动脉口呈圆形，位于图像中央，其内部的三个半月瓣关闭时呈 Y 形。主动脉口前方是右心室流出道，右前方是肺动脉瓣及肺动脉干，左前方是右心室，左侧是三尖瓣，左后方是右心房，正后方是左心房。

图 3-3-3　经胸骨旁主动脉瓣水平短轴切面

A. 切面示意图；B. 心脏超声切面。

1. 右心室；2. 三尖瓣；3. 主动脉瓣；4. 右心房；5. 房间隔；6. 左心房；7. 肺动脉瓣；8. 肺动脉干；
9. 主动脉根部。

（4）经胸骨旁二尖瓣水平左心室短轴切面（图 3-3-4）

图 3-3-4　经胸骨旁二尖瓣水平左心室短轴切面

A. 切面示意图；B. 心脏超声切面。

1. 右心室前壁；2. 右心室腔；3. 室间隔；4. 左心室腔；5. 二尖瓣前瓣；6. 二尖瓣后瓣；7. 左心室后壁。

1）切面获取方法：在经胸骨旁主动脉瓣水平（心底）短轴切面的基础上，将探头略向下倾斜，使声束经过二尖瓣水平，可获得此切面。

2）切面解剖结构显示：由前向后依次为右心室前壁、右心室腔、室间隔、左心室腔、左心室后壁。室间隔凸向右心室腔。左心室横断层呈圆形，腔内可见前内侧的二尖瓣前瓣和后外侧的二尖瓣后瓣，前、后瓣之间为左房室口，舒张期开放呈鱼口状。

（5）经胸骨旁乳头肌水平左心室短轴切面（图 3-3-5）

1）切面获取方法：在经胸骨旁主动脉瓣水平（心底）短轴切面的基础上，将探头向心尖

图3-3-5　经胸骨旁乳头肌水平左心室短轴切面

A. 切面示意图；B. 心脏超声切面。

1. 右心室前壁；2. 右心室；3. 室间隔；4. 左心室；5. 后内侧乳头肌；6. 前外侧乳头肌。

或平行下移一个肋间，可获得此切面。

2）切面解剖结构显示：由前向后依次为右心室前壁、右心室腔、室间隔、左心室腔、左心室后壁。右心室位于图像的左前方，室间隔凸向右心室，左心室呈圆形位于图像右后方，壁厚，于3点和7～8点处分别可见前外侧乳头肌和后内侧乳头肌。

（6）经心尖四腔心切面（图3-3-6）

图3-3-6　经心尖四腔心切面

A. 切面示意图；B. 心脏超声切面。

1. 左心室；2. 室间隔；3. 二尖瓣前瓣；4. 二尖瓣后瓣；5. 左心房；6. 房间隔；7. 右心室；8. 三尖瓣隔侧瓣；9. 三尖瓣前瓣；10. 右心房。

1）切面获取方法：将探头置于心尖部，声束指向右肩胛部心底方向，获得经过左、右房室口中部的冠状切面。

2）切面解剖结构显示：包括左心房、右心房和左心室、右心室4个心腔及房间隔、室间隔、房室瓣、肺静脉等。室间隔、房间隔位于切面的中部，纵向平行于切面方向。心室收缩期关闭的房室瓣基本呈水平方向,与房间隔、室间隔形成十字交叉,其中三尖瓣隔侧瓣的附着点低于二尖瓣前瓣的附着点约0.5~1.0cm。十字交叉将切面分成4部分:切面的右前方为左心室,呈椭圆形;左前方为右心室,呈三角形;右后方为左心房,顶部有左上肺静脉、右上肺静脉与之相通,呈八字形;左后方为右心房。房间隔中央部为菲薄的卵圆窝。心室舒张期二尖瓣及三尖瓣同时向左右心室腔内开放。

(7)经心尖五腔心切面(图3-3-7)

图3-3-7 经心尖五腔心切面
A. 切面示意图;B. 心脏超声切面。
1. 左心室;2. 左心室流出道;3. 主动脉瓣;4. 左心房;5. 右心室;6. 右心房。

1)切面获取方法:在心尖四腔心切面基础上,将探头向上翘动,可显示左心室流出道和主动脉根部管腔,即为经心尖五腔心切面。

2)切面解剖结构显示:心尖位于切面顶端,心室位于前方,心房位于后方。但房间隔基本不显示,主动脉根部管腔夹于左、右心房之间,可见主动脉半月瓣。主动脉根部右侧壁与室间隔相延续,邻近部分为左心室流出道。

(8)经心尖二腔心切面(图3-3-8)

1)切面获取方法:在心尖四腔心切面的基础上,逆时针旋转探头近90°获得左侧心腔矢状位切面。

2)切面解剖结构显示:心尖位于切面顶端,左心室与左心房呈前后排列,左心室前壁位于图像右侧,左心室下壁位于图像左侧,心室、心房之间可见二尖瓣前瓣、二尖瓣后瓣,左侧房室沟后方为冠状静脉窦。

(9)经心尖三腔心切面(图3-3-9)

1)切面获取方法:在心尖四腔心切面基础上,将探头逆时针旋转90°~130°,显示左心房、左心室与升主动脉长轴,即可获得该切面。

2)切面解剖结构显示:与胸骨旁左心室长轴切面近似,但方位发生变化,左心室在前,左心房在后,右后方为主动脉。可以同时显示二尖瓣及主动脉瓣。室间隔与主动脉前壁延续,二尖瓣前瓣与主动脉后壁延续。

图 3-3-8 经心尖二腔心切面

A. 切面示意图；B. 心脏超声切面。

1. 左心室；2. 左心室下壁；3. 冠状静脉窦；4. 左心房；5. 左心室前壁；6. 二尖瓣。

图 3-3-9 经心尖三腔心切面

A. 切面示意图；B. 心脏超声切面。

1. 左心室心尖部；2. 左心室；3. 左心室后壁；4. 二尖瓣后瓣；5. 左心房；6. 室间隔；7. 二尖瓣前瓣；8. 主动脉瓣；9. 升主动脉。

【实验报告】

心脏超声切面和影像解剖

实验内容：＿＿＿＿＿＿＿＿＿＿＿＿　　　　日期：＿＿＿＿年＿＿月＿＿日

姓名：＿＿＿＿＿　　　学号：＿＿＿＿＿　　　　得分：＿＿＿＿＿

1．填图（图 3-3-10～图 3-3-16）

图 3-3-10　经胸骨旁左心室长轴超声切面
辨认：左心室、右心室、室间隔、主动脉瓣、左心房、二尖瓣前瓣。

图 3-3-11　经胸骨旁右心室流入道长轴超声切面
辨认：右心室、右心房、三尖瓣前瓣、三尖瓣后瓣。

图 3-3-12　经胸骨旁二尖瓣水平左心室短轴超声切面
辨认：右心室前壁、右心室、室间隔、左心室后壁、二尖瓣前瓣、二尖瓣后瓣。

图 3-3-13　经胸骨旁乳头肌水平左心室短轴超声切面
辨认：右心室前壁、右心室、室间隔、左心室、前外侧乳头肌、后内侧乳头肌。

图 3-3-14　经心尖四腔心超声切面
辨认：右心房、右心室、左心房、左心室、房间隔、室间隔、二尖瓣、三尖瓣。

图 3-3-15　经心尖二腔心超声切面
辨认：左心房、左心室、左心室前壁、左心室下壁、二尖瓣、冠状静脉窦。

图 3-3-16　经心尖三腔心超声切面

辨认：左心房、左心室、心尖、左心室后壁、室间隔、二尖瓣、主动脉瓣、升主动脉。

2. 绘图　请绘图显示经胸骨旁左心室长轴切面的主要结构(黑铅笔)。

（赵　云　武　俊　张立娜　朴成浩　陈成春　王震寰）

第四章 腹 部

第一节 肝及上腹部横断层和影像解剖

【实验目标】

1. 辨认肝左静脉、肝中静脉、肝右静脉及其注入下腔静脉处(第二肝门),在 CT 图像上观察第二肝门及肝左静脉、肝中静脉和肝右静脉的影像学特点。

2. 辨认肝叶、肝段在整体标本上的位置,以及在整体标本上肝分叶、分段的重要标志。

3. 辨认镰状韧带、肝圆韧带、肝圆韧带裂、静脉韧带裂及肝胃韧带,理解它们在肝段划分中的作用。

4. 观察肝周间隙的形态、位置及其连通关系,辨认网膜囊上隐窝的位置、形态及其与尾状叶的关系。

5. 辨认出入第一肝门的结构,理解肝门在肝段划分中的意义及在腹部横断层中的表现。

6. 利用肝内管道铸型标本观察肝门静脉左、右支的形态、走行及其分支、分布,理解它们在肝段划分中的作用。

7. 观察和理解上腹部主要器官及其位置配布关系。

8. 辨认网膜囊上隐窝、网膜囊前庭和网膜囊下隐窝的形态、位置及其连通。

9. 观察胆囊窝、胆囊和肝门右切迹,理解它们在肝段划分中的作用。

10. 观察肝的毗邻结构及其在腹部横断层中的表现。

11. 观察尾状叶的形态及位置,划定其范围。

12. 理解下腔静脉沟与肝静脉、肝尾状叶的位置关系。

13. 观察肝左内叶上、下亚段的分界标志及其临床意义。

14. 观察第三肝门的形成及其与第二肝门的位置关系。

15. 在肝横断层标本上鉴别肝门静脉分支与肝静脉属支。

16. 观察肝分叶、分段的肝裂在不同层面上的位置及标志结构。

【实验教具】

1. 标本

(1)在体肝。

(2)游离肝。

(3)肝内管道铸型。

(4)已打开腹腔的腹部整体标本。

(5)上腹部的连续横断层标本,层厚 10mm。

2. 模型

(1)游离肝和显示肝段的模型。

（2）显示肝内管道的模型。

3.挂图 肝、肝段及肝内管道，上腹部的器官及腹腔血管，腹腔正中矢状切面。

4.CT 和 MRI 图像

（1）上腹部连续横断层 CT 图像，层厚 5～10mm。

（2）上腹部连续横断层 MRI 图像，层厚 5～10mm。

【实验内容及方法】

一、观 察 方 法

首先，利用肝的整体标本、肝内管道铸型标本、模型和挂图，观察肝的位置、形态、主要结构及肝内管道、肝段等，在头脑里构建肝及肝内管道等三维空间结构。然后，采用连续追踪的观察方法，在上腹部的横断层标本上辨认肝静脉、肝门静脉及其分支和肝段等；或将横断层标本叠加起来，使其恢复原来的整体状态，对肝内主要管道用软铁丝穿通来追踪辨认。观察时切忌"从断层到断层"，即仅对一个个层面上结构的形态、位置及毗邻关系进行"死记硬背"。要养成"从整体到断层，由断层再返回整体"的断层影像思维模式。重点是掌握形态及其位置、毗邻关系的连续性变化规律，以适应不同个体和不同锯切方法的需要。最后，在基本掌握肝的横断层标本后，在 CT 和 MRI 图像上与断层标本进行对照观察，了解肝静脉、肝段和肝门静脉左、右支等器官结构在影像上的位置、形态及表现，从而实现从标本过渡到活体影像的断层解剖学习目的。

二、观察内容及层面

1.观察内容

（1）游离肝

1）肝膈面：镰状韧带、冠状韧带、左三角韧带、肝裸区、第二肝门及三大肝静脉（肝左静脉、肝中静脉和肝右静脉）开口。

2）肝脏面：静脉韧带裂、肝圆韧带裂、腔静脉沟、胆囊窝和肝门。

3）肝尾状叶：乳头突、尾状突和肝门右切迹。

4）下腔静脉及腔静脉沟：第二肝门、第三肝门、腔静脉沟或腔静脉管。

（2）肝铸型标本

1）Glisson 系统：肝门静脉左支及分支、肝门静脉右支及分支，以及和它们伴行的肝固有动脉的左支、右支及分支，肝左管和肝右管及其属支。

2）肝静脉系统：肝左静脉、肝右静脉、肝中间静脉、右后静脉和尾状叶静脉。

（3）上腹部腹腔脏器

1）肝的韧带：肝圆韧带、镰状韧带、小网膜（肝胃韧带和肝十二指肠韧带）。

2）腹膜腔及肝周间隙：右肝上间隙、左肝上间隙、右肝下间隙、左肝下间隙，左肝下前间隙和左肝下后间隙（网膜囊）。

3）网膜囊：网膜囊上隐窝、网膜囊前庭和网膜囊下隐窝。

4）肝的毗邻：胃、肋膈隐窝、膈肌、十二指肠、胆囊、胰头和右肾、右肾上腺。

（4）肝裂：正中裂、左叶间裂、右叶间裂、左段间裂、右段间裂和背裂。

（5）肝段：尾状叶、左外叶上段、左外叶下段、左内叶（SIV_a、SIV_b）、右前叶下段、右后叶下段、右后叶上段和右前叶上段。

（6）上腹部横断层标本和上述结构CT、MRI图像。

2．观察层面

（1）肝横断层的分布：肝横断层以第一肝门分为上、下两部分。肝上部层面主要特征是自上而下肝断面逐渐增大，肝静脉逐渐远离下腔静脉、管腔由粗变细，而肝门静脉及其分支则逐渐增粗；肝下部层面为从第一肝门开始往下的肝断面，主要特征是断面逐渐缩小，肝左叶很快消失，肝内各管道均逐渐变细。

（2）肝上部横断层：一般有6~7个层面，以经食管裂孔和胃底的横断层为例（图4-1-1），这些层面主要以辨认肝内管道为主，并通过肝静脉等标志来确认肝裂的位置，从而划分肝叶和肝段，为临床肝肿瘤等肝内病变的定位诊断提供解剖学依据。

图4-1-1　经食管裂孔和胃底的横断层
1. 肝门静脉分支；2. 肝左静脉；3. 胃底；4. 脾；
5. 胸主动脉；6. 食管；7. 下腔静脉；8. 肝右静脉；9. 肝门静脉右支；10. 肝中静脉。

在横断层上肝近似楔形，位于层面的右前方，其后内侧与脊柱之间有粗大的下腔静脉。下腔静脉居肝的腔静脉沟内，与肝周围的膈肌直接相邻。有些标本的下腔静脉后内侧有肝组织包绕形成腔静脉管。

肝左静脉、肝中静脉、肝右静脉呈辐射状排列于下腔静脉的周围，并随层面下移而逐渐远离下腔静脉。下腔静脉前方的肝左静脉仅出现于上方的2个层面，而下部层面则移至肝断面的左前方。在膈穹窿下方的层面上，肝左静脉、肝中静脉、肝右静脉直接与下腔静脉连通，此处即第二肝门，为肝横断层的典型层面。超声扫查通常不容易同时显示肝静脉左、中、右支，但易同时显示其中两支静脉。肝静脉管壁薄而光滑，呈放射状向下腔静脉汇集（朝膈肌方向）。管腔内无回声，或可见点状微弱回声的向心性流动（见图4-1-1）。

肝内的肝门静脉主干多出现于肝门上方的2~3个层面，首先出现的是肝门静脉的左支，其分为横部、角部、矢状部和囊部，其中角部位置最高、最先出现；然后依次出现矢状部、横部和囊部。肝门静脉左支矢状部可作为左叶间裂的重要标志之一，分开左内叶与左外叶；同时也是左外叶上、下两段分界及左外叶上段即将消失的标志，自此层面以下左外叶只有下段。肝门静脉右支在肝门内横行向右，是右段间裂的标志，即门静脉右支及其以上层面主要为右前叶上段和右后叶上段，肝门静脉右支以下层面为右前叶下段和右后叶下段。在肝门静脉主干层面上，下腔静脉左前方的尾状叶有较细小的尾状叶静脉，以及右后方的肝右后叶内有小静脉，这些静脉直接注入下腔静脉，出肝处即第三肝门，位于第二肝门下方。

肝裂是肝叶间和肝段间缺少 Glisson 系统分布的区域，注意并非真正的裂隙，内有肝静脉系统存在。

1）正中裂：在肝的上部横断层上，为肝中静脉长轴至下腔静脉左前壁的连线，分肝为左叶、右叶，并直接分开左内叶与右前叶上段，内有肝中静脉走行。在肝的下部横断层上，则相当于下腔静脉左前壁与胆囊窝中点的连线，该线分开左内叶与右前叶下段。

2）右叶间裂：为肝右静脉长轴或中点至下腔静脉左前壁的连线，分开右前叶上段与右后叶上段，内有肝右静脉走行。

3）左叶间裂：在肝的上部横断层上，为相当于肝左静脉主干中点或镰状韧带附着缘或左叶间静脉长轴至下腔静脉左前壁的连线，如层面上未出现镰状韧带或左叶间静脉，也可通过经下腔静脉中心的坐标轴来确定，常偏离纵轴右10°。在肝的中部横断层上，通过肝门静脉左支矢状部的延长线来确定左叶间裂，借此分开左内叶与左外叶。在肝的下部横断层上，则相当于肝圆韧带裂，内有肝圆韧带通过。

4）左段间裂：为肝左静脉与胃压迹的连线或肝左静脉长轴的延长线，分开左外叶上段与左外叶下段，内有肝左静脉走行；当肝门静脉左支矢状部出现以后，其下方层面左外叶上段消失，仅出现左外叶下段。

5）右段间裂：肝上部的横断层右段间裂不出现，其仅见于肝门静脉右支主干出现的层面。

6）背裂：是区分尾状叶与左内叶、右前叶上段的标志，为肝左静脉、肝中静脉汇入下腔静脉处与静脉韧带裂右端的连线，或下腔静脉右前壁至静脉韧带裂右端的弧形线。

7）左内叶亚段间裂：以肝门静脉左支矢状部为标志，此平面内有肝中静脉的属支。

静脉韧带裂位于脊柱前方的肝横断层后缘，由左后斜向右前，为尾状叶与左外叶的分界标志，其内有静脉韧带和小网膜左侧部（肝胃韧带）。小网膜后方与肝尾状叶、膈肌之间的呈开口朝右的 V 形腔隙为网膜囊上隐窝，属网膜囊（即左肝下后间隙）的一部分。小网膜和胃前方与肝左叶之间的间隙为左肝下前间隙。

肝横断面的前部有镰状韧带相连，其附着于中线偏右的肝膈面，镰状韧带下部的游离缘内有圆索状的肝圆韧带与腹前壁的脐相连。镰状韧带的肝附着处常作为确认左叶间裂的标志，其两侧的腹膜腔分别为左、右肝上间隙，与肝下间隙经肝周缘相通。

肝组织内的管道较多，尤其是接近肝门的层面，肝静脉和门静脉的大小相近，正确鉴别肝静脉与肝门静脉十分重要。肝静脉与 Glisson 系统的肝门静脉走行相反，应连续观察其变化规律。

1）肝静脉越接近膈肌管径越粗，而肝门静脉越接近肝门则管径越粗。

2）肝静脉壁较薄，独立散在，不与其他管道伴行，而肝门静脉壁较厚，周围常有肝固有动脉和肝管的分（属）支相伴。

3）在肝上部层面，肝静脉及其属支断面形态多呈斜切或纵切面，管腔大、壁薄、孤立无其他管道伴行；而肝门静脉分支多呈横切面，圆形或椭圆形，管腔小，有肝固有动脉分支和胆管伴行。右半肝周围有膈肌环绕，其与膈肌之间的腔隙为腹膜腔；膈肌外周的半环形腔隙为肋膈隐窝，后部上方的层面上有左、右肺下叶，肝借膈肌与肋膈隐窝及肺下叶下部相邻。左半肝的后方邻胃，有小网膜左侧部（肝胃韧带）相连。

（3）肝下部的横断层：一般有8～9个层面，以经主动脉裂孔和胃幽门的横断层为例（图4-1-2），此部分主要辨认肝门结构和肝实质内的肝静脉，确认肝裂的标志并划分肝段，为临床肝内病变的影像定位诊断提供形态学基础。

图 4-1-2　经主动脉裂孔和胃幽门的横断层

1. 幽门管；2. 胰体；3. 升结肠；4. 降结肠；5. 胰尾；6. 脾；7. 腹主动脉；8. 肝门静脉；9. 下腔静脉；10. 右肾上极；11. 肝右静脉；12. 肝门静脉右支；13. 胆囊；14. 左肾上极；15. 右肾上腺。

肝下部横断层以肝圆韧带裂和肝左外叶是否出现为标志分为上、下两段，即肝圆韧带裂和肝左外叶出现的层面为上段，肝圆韧带裂和肝左外叶消失的层面为下段。

1）肝下部层面的上段：一般有2～3个层面，此处肝断面仍较大，与肝上部层面相比，出现以下2个明显的变化。

A. 肝圆韧带及肝圆韧带裂出现，肝圆韧带裂呈前后纵行走向，将肝左外叶与其他部分完全分开。

B. 肝门结构或胆囊的出现，这些结构的相继出现为确定肝裂、划分肝段提供了重要标志。

第一肝门：即肝脏面中央部的横沟，可在2～3个层面中出现，进出此处的结构较多，其中有左、右肝管及其汇合形成的肝总管、肝固有动脉及其分支、肝门静脉及其分支经过。3种管道在肝门内的排列关系由前向后依次为：左、右肝管及其合成的肝总管、肝固有动脉及其分支、肝门静脉及其分支。3种管道的分叉点自上而下分别是：肝管、门静脉和肝固有动脉。在肝门下部层面，肝总管位于前排的右侧，细小的肝固有动脉位于前排的左侧，两者后方是较粗大的肝门静脉及其分支处。在肝门内，门静脉右支主干的出现是右段间裂出现的标志。肝门静脉分叉点是识别肝门区结构和肝分叶、分段的重要标志，通常位于下腔静脉的前方或稍偏右，两者之间即为门腔间隙，内有肝尾状突。肝尾状叶的乳头突位于尾状突的前方和肝门静脉的左侧，在此层面上似游离的肝块，易与肝肿瘤相混淆。

肝门前方出现肝圆韧带裂，内有肝圆韧带，作为左叶间裂的天然标志。肝门向左为斜向左后方的静脉韧带裂，内有肝胃韧带连于胃小弯。

胆囊窝及胆囊出现于肝脏面偏右侧，与肝十二指肠韧带间有结缔组织相连。层面右半部肝仍可见逐渐变小的肝右静脉和肝中静脉，是寻找肝裂和划分肝段的标志。这些层面寻找肝正中裂主要借助肝中静脉至下腔静脉左前壁的连线或胆囊长轴的延长线，分开左内叶与右前叶下段。肝圆韧带裂为左叶间裂的天然界线，分开左内叶与左外叶下段。右叶间裂则以肝右静脉与下腔静脉右前壁的连线，来划分右前叶下段与右后叶下段。背裂为下腔静脉右壁至肝门静脉分叉处或肝门静脉中点的连线，分开尾状叶与右后叶下段。

　　2）肝下部层面的下段：一般有 6～7 个层面，此部肝断面明显缩小并随层面逐渐下移而消失；胆囊随层面下移则逐渐移向肝的前缘，其断层增至最大后，便逐渐消失。

　　肝脏面的胆囊后方出现肝门右切迹，位于下腔静脉右前方的肝实质内，自左前斜向右后，是划分右前叶和右后叶的自然标志。肝实质内的肝右静脉和肝中静脉较细小，不易辨认。胆囊长轴的延长线仍然为肝正中裂的标志，至胆囊移向肝前缘后，肝左内叶消失。肝门右切迹可作为分开右前叶下段与右后叶下段的标志。当肝门右切迹消失后，右叶间裂的确定较困难，一般采用上一层面的右叶间裂与躯体矢状轴的夹角来推断本层面上的右叶间裂，因为同一个体其倾斜度的差异较小。

　　（4）CT 和 MRI 图像：首先对照腹部肝的横断层标本，在 CT 和 MRI 图像上先找出比较典型的层面，如第一肝门和第二肝门等，然后对照标本逐层观察。观察 CT 和 MRI 图像需注意：① CT 和 MRI 图像是层面的重叠影像，而标本仅为层面的表面形态，只有当标本极薄时，才能与相同厚度的影像图像基本相符；②由于 CT、MRI 图像与标本并不是同一个体，解剖存在着个体差异；③ CT、MRI 图像的扫描基线与标本也不一定完全相符。因此，断层标本的观察重点是掌握器官结构的形态、位置及毗邻关系的连续性变化规律。断层标本的知识是基础，而"千变万化"的 CT、MRI 图像则是断层标本知识的延伸和应用。

【实验报告】

肝及上腹部横断层和影像解剖

实验内容：＿＿＿＿＿＿＿＿＿＿＿＿＿　　　　　　　　日期：＿＿＿＿＿年＿＿月＿＿日
姓名：＿＿＿＿＿＿　　　　学号：＿＿＿＿＿＿　　　　　　　　得分：＿＿＿＿＿＿

1. 填图（图 4-1-3）

图 4-1-3　经第 12 胸椎和第 1 腰椎间椎间盘的横断层

2. 绘图 采用 Couinaud 肝段划分法绘制肝段（黑铅笔或彩图）。

（黄海辉　赵振美　黄文华　谭　艳　王希明　崔广和　武　俊）

第二节　胰、肾、脾与腹膜后间隙断层和影像解剖

【实验目标】

1. 观察胰的位置及毗邻结构，熟悉胰在断层标本上出现及消失的标志结构。

2. 观察脾动、静脉与胰的位置关系，理解其在胰的断层影像定位中的作用。

3. 观察肠系膜上动脉、肠系膜上静脉与胰头、胰颈、胰体的位置关系，理解其在胰分布中的作用。

4. 观察钩突的位置、形态及其与肠系膜上动脉、肠系膜上静脉的关系。

5. 观察胰尾与脾门的位置关系及胰体、胰尾的分界标志。

6. 辨认胰管和副胰管及其开口部位，理解副胰管的作用。

7. 观察胆囊的形态及位置，理解其在肝段划分中的作用。

8. 观察胆囊管、肝左管、肝右管、肝总管和胆总管的位置和形态，辨认胆总管与肝门静脉和肝固有动脉的关系。熟悉胆总管的位置、分布及其与胰管、胰头的关系。

9. 查看门腔间隙的位置及其内结构，理解其临床意义。观察门腔淋巴结，辨认其与肝尾状突、胰钩突的位置关系。

10. 观察左、右肾上腺的形态差别及出现的层面。辨认左、右肾上腺三角的位置、构成，理解其在断层影像中的作用。

11. 观察左、右肾出现层面及消失层面的差别，理解其原因。

12. 查看肾皮质、肾髓质、肾锥体、肾乳头、肾小盏、肾大盏、肾盂和肾窦的位置和形态，熟悉肾盂与肾窦的关系。观察肾门的形态及出入结构，查看肾门结构的位置关系。

13. 辨认肾动脉及其分支，查看肾段及其横断层上的分布，画出肾段的分布示意图。

14. 观察脾在横断层上的形态、脾的韧带及其毗邻。观察脾门、脾蒂和脾切迹，辨认出、入脾门的结构。了解脾的分段及其在横断层上的分布。

15. 观察腹膜后间隙的位置，辨认肾前筋膜、肾后筋膜、侧锥筋膜和肾脂肪囊。辨认肾旁前间隙、肾周间隙和肾旁后间隙的境界及其相互关系。熟悉肾前筋膜、肾后筋膜向内、外侧的延伸关系，理解其临床意义。

【实验教具】

1. 标本

（1）在体胰、肝外胆道、肾上腺、肾、脾、门腔间隙和腹膜后间隙。

（2）游离肝、胰、脾、十二指肠及肝外胆道（示胰管和十二指肠大乳头）。

（3）游离肾和肾冠状断层标本。

（4）游离左、右肾上腺。

（5）上腹部的连续横断层标本，层厚 10mm。

2. 模型

（1）肝外胆道、胰、脾、肾和肾冠状切面。

（2）门腔间隙。

（3）腹膜后间隙。

3．多媒体课件 十二指肠和胰、肾的位置及毗邻，右肾冠状断层，肾筋膜模式图，胸腺及肾上腺，脾，腹后壁。

4．CT和MRI图像

（1）上腹部连续横断层CT图像，层厚5～10mm。

（2）上腹部连续横断层MRI图像，层厚5～10mm。

【实验内容及方法】

一、观 察 方 法

首先，通过整体标本、模型和挂图，观察胰、肝外胆道、门腔间隙、肾、肾上腺、脾和腹膜后间隙，对钩突、胆总管和肾筋膜等结构在头脑中形成空间立体形态。然后，模拟横断层标本的制作方法，在上腹部胰、脾、肾的横断层标本上辨认钩突、胆总管和肾筋膜等结构。对一些不清楚的结构，可采用连续跟踪的观察方法，或将横断层标本叠加起来，使其恢复原来的整体状态。对有空腔的管道可用软铁丝穿通来进行辨认。遵循"从整体到断层，由断层再返回整体"的断层影像思维模式，重点观察主要器官、结构的形态、位置及毗邻关系的连续性变化规律。在掌握胰、肾和腹膜后间隙的横断层标本基础上，通过CT、MRI图像与标本进行对照，从而理解胰、肾和门腔间隙等器官结构在影像上的位置、形态。

二、观察内容及层面

1．观察内容

（1）胰：胰头、钩突、胰颈、胰体、胰尾、胰管、副胰管、肠系膜上血管、脾血管和十二指肠。

（2）肝外胆道：胆囊、胆囊管、肝右管、肝左管、肝总管、胆总管和十二指肠大乳头。

（3）门腔间隙：肝门静脉、下腔静脉、肝尾状突、门腔淋巴结、钩突和网膜孔。

（4）肾上腺：左、右肾上腺的形态和肾上腺三角。

（5）肾：肾门、肾动脉、肾静脉、肾盂、肾窦、肾大盏、肾小盏、肾乳头、肾锥体、肾髓质、肾皮质和肾纤维囊。

（6）脾：脾门、脾蒂、脾动脉、脾静脉、脾切迹和脾韧带。

（7）腹膜后间隙：肾前筋膜、肾后筋膜、侧锥筋膜、肾旁前间隙、肾周间隙和肾旁后间隙。

2．观察层面

（1）胰：一般为6～7个层面，此部分主要观察胰的分布标志及各部的断面形态，为临床胰腺癌、胰腺炎等疾病的影像学诊断和定位奠定基础。

在上腹部横断层上，由上而下一般先出现胰尾，然后是胰体和胰颈，最后出现胰头及钩突。在同一层面上，有可能同时出现胰头、胰颈、胰体、胰尾。横断层上的钩突及其周围毗邻结构也较易显示（见图4-1-2）。

胰尾出现于左肾的前方，末端伸向脾门，通常以左肾内侧缘作为其与胰体的分界标志。胰体横行于脊柱前方，左侧高而右侧低，其后方有较粗大的脾静脉，此静脉是识别胰体后界的重要标志。脾动脉走行于胰的后上方，因迂曲而呈多个管状断面。胰体前界是胃和肠管等空腔器官。胰颈较短且稍细，其后方有肝门静脉起始处和肠系膜上静脉的末端，因此肝门静脉或肠系膜上静脉左侧壁是胰颈与胰体的分界标志，右侧壁是胰颈与胰头的分界标志。

胰头被十二指肠环形包绕，其后方为下腔静脉和胆总管等，因此在影像学下腔静脉常作为识别胰头的标志。胰头的断面形态多样，有圆形、椭圆形和钩形等，胆总管在其后方或穿经胰头后部下行。胰头下部向左后方突出的部分为钩突，常向左伸至肠系膜上静脉与下腔静脉之间，甚至达肠系膜上动脉的后方，是胰在横断层上最后消失的部分。

胰管自胰尾、胰体、胰颈的中后份达胰头，且逐渐增粗，与胆总管汇合成肝胰壶腹共同开口于十二指肠大乳头。胰管在横断层上呈多个管状断面，不易显示其全貌。

（2）肝外胆道：一般为4～5个层面，主要观察胆囊的形态和胆总管的毗邻结构。一般在肝门处先出现肝左管、肝右管及其合成的肝总管，管腔均较小，位于肝门静脉的前方。胆囊出现于肝脏面的胆囊窝内，呈卵圆形或圆形，随层面下移则逐渐移至肝前缘。胆总管的十二指肠上段包裹于肝门下方的肝十二指肠韧带内，位于肝门静脉右前方和胆囊的左侧；十二指肠后段位于十二指肠上部后方与下腔静脉之间，其左侧为肝门静脉，胰段多走行于胰头后方，其后方是下腔静脉；十二指肠壁内段较短，在十二指肠降部下份的左前壁内呈圆形管腔，经十二指肠大乳头开口于肠腔。综上认为肝门静脉或下腔静脉是寻找胆总管的可靠标志。

（3）门腔间隙：一般为4～5个层面。门腔间隙自上而下逐渐增宽，其首次出现于肝门静脉分叉处与其后方的下腔静脉之间，内有肝尾状突自右向左伸入；随层面下移则出现网膜孔及其下方的门腔淋巴结。在胰头层面上，钩突上部自右向左伸入肝门静脉起始部与下腔静脉之间的门腔间隙内，而钩突下部则位于肠系膜上静脉与下腔静脉之间。

（4）肾上腺：一般为3～4个层面。肾上腺位于脊柱两侧、肾的内上方，一般左肾上腺先出现，大致相差1个层面。肾上腺被包裹于肾筋膜和肾脂肪囊内，与肾实质间有肾纤维囊分隔。右肾上腺居下腔静脉、肝脏面与膈肌或右肾内上缘围成的右肾上腺三角内，左肾上腺位于胃后方、膈肌与脾脏面或左肾内上缘形成的左肾上腺三角内，肾上腺三角是断层影像学寻找肾上腺的标志。

肾上腺的断面形态差异较大，右肾上腺多呈Y形、V形和Ⅰ形，左肾上腺呈人字形和Y形等。肾上腺主干或其分叉处的最宽距离为其宽度，平均约20mm。

（5）肾：一般为9～10个层面，主要观察肾的形态、大小和肾门结构（图4-2-1）。

图4-2-1 经左肾门上部和十二指肠空肠曲下缘的横断层

1. 腹直肌；2. 腹外斜肌；3. 腹内斜肌；4. 腹横肌；5. 胃；6. 肝；7. 结肠右曲；8. 空肠；9. 肠系膜上静脉；10. 胰体；11. 结肠左曲；12. 肝门静脉；13. 肠系膜上动脉；14. 胰头；15. 十二指肠降部；16. 下腔静脉；17. 腹主动脉；18. 左肾静脉；19. 右肾；20. 右肾门；21. 第1腰椎椎体；22. 左肾；23. 脊髓；24. 左膈脚；25. 脾；26. 竖脊肌；27. 腰大肌；28. 十二指肠升部；29. 降结肠；30. 肾前筋膜；31. 侧锥筋膜；32. 肾后筋膜；33. 肾乳头；34. 肾大盏；35. 肾周间隙（脂肪囊）。

肾位于脊柱两侧，一般左肾出现于脾门层面上，多呈卵圆形，由于脾压迹的存在，部分肾断面呈三角形。右肾较左肾低2~3个层面，以卵圆形为主，也偶见圆形。

肾横断层上先出现肾皮质，随层面下移则肾皮质移至肾实质的周边，其中央部出现数个圆锥形的肾锥体。肾锥体的底朝向周边，尖伸向中央，其尖端伸向肾窦称为肾乳头。肾中部层面的内缘凹陷为肾门，内有粗大的肾静脉和肾动脉出入，其下方为肾盂及其延续的输尿管。肾门向肾实质内凹陷形成的腔隙为肾窦，其内有包在肾乳头周缘的肾小盏及其汇合而成的肾大盏；肾盂靠近肾门，由肾大盏汇合而成，向下延续为较细的输尿管。肾窦内有大量的脂肪组织、肾动脉的分支和肾静脉的属支，经肾门与肾外部相延续。

肾段为肾段动脉所分布的肾实质，在断层影像上无明显的分段标志。肾段的区分采用血管造影的方法，以血管的分布区域来划分肾段。肾段在横断层上的配布有一定的规律性，即肾的上、下部层面上分别为上段和下段；肾门中份上方的层面上，位于肾门前外侧较大的为上前段，后内侧的为后段；肾门中份下方的层面上，位于肾门前外侧的为下前段，后方的为后段。

（6）脾：一般为8~9个层面。脾位于胃、胰尾和左肾的外侧，呈新月形或三角形，脾位于第9~11肋的内面。脾后外侧的凸面与膈肌及肋膈隐窝相邻，前内侧为脏面，其中份凹陷处为脾门，内有脾动脉和脾静脉出入。脾的上部层面上有脾切迹，个别标本的脾切迹过深，在横断层上可将脾上缘分为2~3个脾块。

脾借膈脾韧带固定于膈肌；脾门有胃脾韧带和脾肾韧带分别与胃和左肾相连，此两条韧带构成了网膜囊脾隐窝的左侧界。经脾门横断层是显示脾周间隙的最佳层面。

（7）腹膜后间隙：层面较多，上至膈肌、下至盆腔。

在肾的横断层上，肾前方有浆膜性的壁腹膜及其后方的肾前筋膜，肾后方有紧贴于腹后壁的腹横筋膜及其前方的肾后筋膜，肾前筋膜、肾后筋膜多在肾外侧融合为侧锥筋膜。腹后壁腹膜与肾前筋膜、侧锥筋膜之间为肾旁前间隙，内有胰、十二指肠和升结肠、降结肠；肾前筋膜、肾后筋膜之间为肾周间隙，内有肾及肾上腺、肾脂肪囊和输尿管；肾后筋膜、侧锥筋膜与腹横筋膜之间为肾旁后间隙，内仅有肾旁脂体。

肾前筋膜、肾后筋膜因标本不同，其向内、外侧的延续也存在差异。肾前筋膜、肾后筋膜多于肾外侧延续为侧锥筋膜，也有标本的肾前筋膜、肾后筋膜直接相延续，不存在侧锥筋膜。肾前筋膜在肾内侧多越过中线与对侧的肾前筋膜相延续，也有标本分别与下腔静脉和腹主动脉相融合而不越过中线至对侧；肾后筋膜多向内侧与腰方肌或腰大肌筋膜愈合。因此，应注意肾前筋膜、肾后筋膜延续的差别，以及由此出现肾周围间隙的相应变化。

（8）CT和MRI图像：对照上腹部胰、肝外胆道、肾和脾的横断层标本，在CT和MRI图像上先找出比较典型的层面，如胰体和肾门等，以此向上、下层面与标本对照观察。注意CT和MRI图像为重叠影像，且因扫描基线、厚度和个体的差异，图像与标本不一定完全一致。

【实验报告】

胰、肾、脾与腹膜后间隙断层和影像解剖

实验内容：_____　　　　　日期：_____年___月___日

姓名：_____　　　　学号：_____　　　　　　　　得分：_____

1. **填图**（图 4-2-2）

竖脊肌

图 4-2-2 经下腔静脉和肝门静脉左支矢状部的矢状断层

2. **绘图** 请绘图显示肾动脉的分支及肾段（黑铅笔或彩图）。

（黄海辉 赵振美 黄文华 谭 艳 王希明 崔广和 武 俊）

第五章　盆部与会阴

第一节　女性盆部与会阴断层和影像解剖

【实验目标】

1. 查看女性盆腔内的肠管配布,辨认空肠与回肠,观察肠系膜和乙状结肠及其系膜。

2. 辨认髂内血管、髂外血管及淋巴结和闭孔神经、股神经、腰骶干,观察其在横断层上位置的变化规律。

3. 辨认女性盆腔内的左输尿管、右输尿管,观察其与周围器官结构的毗邻关系,特别是与子宫动脉的位置关系。

4. 观察骶髂关节的构成及形态、耻骨联合及其间的耻骨间盘。查看梨状肌及梨状肌上、下孔,辨认孔内通过的结构。

5. 查看骶丛的位置,观察坐骨神经的走行及其与梨状肌的位置关系。

6. 观察闭孔内、外肌和闭孔,辨认闭孔内的闭膜管及其闭孔神经、血管。查看女性盆膈和肛提肌、尾骨肌的形态及变化。

7. 查看坐骨肛门窝的位置、形态及其变化,观察其 CT、MRI 图像表现。辨认阴部管及其内的阴部神经和阴部内动脉、阴部内静脉。

8. 观察肛管的形态及其与周围的肛门外括约肌和肛提肌的耻骨直肠肌的关系。

9. 辨认女性尿生殖膈,观察尿生殖膈与盆膈的位置关系。

10. 比较男性和女性两侧耻骨弓的形态,查看耻骨弓的构成及其与坐骨结节和耻骨联合的关系。

11. 查看子宫底、子宫体、子宫颈和子宫腔、子宫颈管的形态及变化,观察其 CT、MRI 图像表现。辨认子宫角、子宫峡和子宫口,观察其与子宫的位置关系。

12. 观察子宫与膀胱、直肠的位置关系,查看直肠子宫陷凹和膀胱子宫陷凹的位置、形态。

13. 查看输卵管、卵巢和卵巢动、静脉的位置、形态及其变化。

14. 查看子宫颈与阴道的位置关系,观察阴道穹的形态及其与子宫颈的关系。

15. 辨认尿道阴道隔和直肠阴道隔,查看尿道、阴道和肛管的位置关系。

【实验教具】

1. 标本

(1) 女性盆部及会阴正中矢状切面。

(2) 游离的女性生殖器。

(3) 女性盆部和会阴的连续横断层,层厚 10mm。

(4) 女性盆部和会阴的连续冠状断层,层厚 20mm。

(5) 女性盆部和会阴的正中矢状断层和旁正中矢状断层。

2．模型

（1）女性盆部及会阴正中矢状切面。

（2）女性内生殖器（不同年龄阶段）。

（3）女性盆底肌和会阴肌。

3．多媒体课件　女性盆底肌、女性会阴、女性内生殖器、女性盆部和会阴正中矢状切面、女性盆部和会阴冠状切面、会阴的血管及神经。

4．CT和MRI图像

（1）女性盆部及会阴的横断层CT图像，层厚5～10mm。

（2）女性盆部及会阴的横断层MRI图像，层厚5～10mm。

（3）女性盆部及会阴的冠状断层MRI图像。

（4）女性盆部及会阴的矢状断层MRI图像。

【实验内容及方法】

一、观察方法

观察女性盆部及会阴的整体标本、模型和多媒体课件，使盆腔内主要结构，如膀胱、直肠、子宫、卵巢、髂内动脉分支等在头脑中形成立体概念。首先，在女性盆部和会阴的冠状断层和矢状断层标本上辨认盆壁肌、盆底肌、膀胱、子宫、卵巢、输卵管、直肠，以及血管、神经等结构，着重于对这些结构的空间立体位置及毗邻关系加以辨认和印证。其次，以女性正中矢状切面图为参考，模拟横断层标本的制作方法，在女性盆部及会阴的横断层标本上辨认膀胱、子宫、卵巢和直肠等，对一些看不清楚的结构，可采用连续追踪的观察方法，或将几个横断层标本叠加起来，使其尽量恢复到原来的整体状态，对中空性的器官可用软铁丝穿通来辨认。养成"从整体到断层，由断层再返回整体"的断层影像学思维模式，着重掌握器官结构的形态、位置及毗邻关系的连续性变化规律，这样对不同个体和不同锯切方法造成的切面差异就能顺利辨认。再次，对照女性盆部与会阴的横断层、冠状断层、矢状断层标本，在CT、MRI图像上先找到比较典型的层面，如子宫体等，以此向上下、前后和左右层面与标本进行对照观察，掌握膀胱、子宫、卵巢和直肠等器官结构在影像学的位置、形态及表现，从标本过渡到活体影像，实现学习断层解剖的目的，为盆腔脏器病变的定位诊断及恶性肿瘤的分期诊断等奠定坚实的基础。

二、观察内容及层面

1．观察内容

（1）盆壁：骶尾骨、骶髂关节、梨状肌、梨状肌上孔、梨状肌下孔、闭孔内肌、闭孔外肌、闭孔、髂腰肌、子宫圆韧带和耻骨联合。

（2）盆底：肛提肌、尾骨肌和盆膈。

（3）盆腔：盲肠、阑尾、降结肠、乙状结肠及其系膜、直肠、空肠、回肠、肠系膜、膀胱、输尿管、腰骶干、股神经、闭孔神经、髂外血管及髂内血管的分（属）支、骶丛、坐骨神经、膀胱前间隙、直肠旁间隙、直肠后间隙。

（4）女性盆腔生殖器官：子宫、子宫腔、子宫角、子宫颈管、输卵管、卵巢、子宫静脉丛、直肠子宫陷凹和膀胱子宫陷凹。

（5）女性会阴结构：尿道阴道隔、直肠阴道隔、阴道、阴道穹、阴道静脉丛、肛管、坐骨肛门窝、阴部管和尿生殖膈。

2. 观察层面

（1）盆部及会阴横断层的分布：盆部及会阴的横断层可分为五部分：第一部分为自第5腰椎与第1骶椎间椎间盘至骶髂关节下缘之间的层面，主要特征是仅有下腹部脏器（阑尾、回肠、乙状结肠等）；第二部分为骶髂关节下缘至髋臼上缘之间的层面，主要特征是腹腔、盆腔脏器混合存在；第三部分是髋臼上缘至耻骨联合上缘之间的层面，主要特征是仅有盆腔脏器（膀胱、子宫颈或阴道上部、直肠）；第四部分为耻骨联合和耻骨弓所在的层面，主要包括盆底及会阴深层结构；第五部分为耻骨弓以下的层面，主要解剖结构为女性外生殖系统，包括大阴唇、小阴唇、阴蒂和阴道前庭。为避免与男性盆部结构重复和突出女性会阴的重点，本节仅阐述女性第二、三、四部分有关层面上器官结构的观察与辨认，分别按上、中、下三部分叙述。

（2）盆部及会阴上部的横断层：一般为3～4个层面，以女性盆部平第4骶椎椎体横断层为例（图5-1-1），此部分主要是观察盆腔内的泌尿、生殖器官，为子宫及卵巢病变的影像定位诊断提供形态学基础。

图 5-1-1　女性盆部平第 4 骶椎椎体横断层

1. 子宫；2. 腹直肌；3. 回肠；4. 乙状结肠；5. 左卵巢；6. 左髂外静脉；7. 左髂外动脉；8. 髂腰肌；9. 梨状肌；10. 骶管；11. 第4骶椎；12. 第4骶神经；13. 臀大肌；14. 臀中肌；15. 臀小肌；16. 髂骨翼。

此部分断层腹腔、盆腔脏器混合存在，前部为回肠和乙状结肠，后部为卵巢、子宫和直肠。子宫底断面呈圆形，位于骶髂关节下缘层面的中央；随层面下移，子宫底移行为子宫体，其内的腔隙呈裂隙状，为子宫腔，子宫体呈壁厚腔小的椭圆形。其两侧出现子宫角、子宫阔韧带、卵巢和输卵管，卵巢后方尚可见输卵管漏斗部和输卵管伞。注意标本上子宫和卵巢的大小、形态及位置差异较大，与个体的年龄、生育史和功能状态相关。子宫体向下移行为较细、较短的子宫峡，其内的腔隙缩窄，是上方的子宫腔与下方的子宫颈管连接处。自子宫角层面以下，子宫周围出现丰富的静脉丛，呈多个细小的管状断面，向下于子宫颈处延续为子宫阴道静脉丛及其下方的阴道静脉丛。

盆壁结构、盆部的血管、神经，以及输尿管等配布与男性相同。

（3）盆部及会阴中部的横断层：一般为3～4个层面，以女性盆部经髋关节中份横断层为例（图5-1-2），此部分主要是观察盆腔脏器的配布，为临床子宫颈病变的影像定位诊断提供形态学基础。

此部分断层由前向后被膀胱、子宫和阴道以及直肠所占据。层面前部出现断面较大的膀胱，与其后方圆柱状的子宫颈或阴道前壁之间的腔隙为膀胱子宫陷凹。在髋臼上缘层面上，子宫峡移行为圆柱状较细的子宫颈阴道上部，其内的腔隙为子宫颈管，向下经子宫口通阴道；子

图5-1-2　女性盆部经髋关节中份横断层

1. 左股静脉；2. 左股动脉；3. 股骨头；4. 上孖肌；5. 坐骨体；6. 膀胱；7. 阴道；8. 直肠；9. 尾骨；10. 臀大肌；11. 闭孔内肌；12. 臀中肌；13. 阔筋膜张肌；14. 缝匠肌；15. 髂腰肌。

宫颈阴道上部随层面下移为子宫颈阴道部，并伸入阴道腔内；子宫颈阴道部与后方的直肠之间为直肠子宫陷凹，是女性直立或半卧位时的腹膜腔最低位，液体常积聚于此。子宫颈周围的阴道腔为阴道穹，呈环形包绕子宫颈。阴道穹的后部最深，横断层上最先出现，呈半环形，具有重要的临床意义。阴道可分为上、中、下三段，分别以阴道穹侧部、膀胱底和尿道为标志。子宫断面侧方可见众多细小的子宫阴道静脉丛断面；直肠两侧可见呈倒八字形配布的肛提肌断面。

　　盆壁结构，盆部的血管、神经等结构配布与男性相同。

　　（4）盆部及会阴下部的横断层：此部分一般为4～5个层面，以女性盆部经耻骨联合下份横断层为例（图5-1-3），主要观察尿道、阴道和肛管的位置关系及会阴深部的结构，为临床直肠肿瘤等的影像定位诊断提供形态学依据。

图5-1-3　女性盆部经耻骨联合下份横断层

1. 耻骨联合；2. 耻骨下支；3. 短收肌；4. 左股动、静脉；5. 股骨颈和大转子；6. 股方肌；7. 坐骨神经；8. 坐骨结节；9. 闭孔内肌；10. 坐骨肛门窝；11. 尿道；12. 阴道；13. 肛管；14. 臀大肌；15. 股外侧肌和股中间肌；16. 阔筋膜张肌；17. 股直肌；18. 髂腰肌；19. 缝匠肌；20. 大隐静脉；21. 耻骨肌；22. 闭孔外肌。

　　盆底及会阴深部结构主要为中线上的尿道、阴道和肛管，尿道较细小，位于前方；阴道多呈一字形，其前壁、后壁相贴，居中部；肛管的管腔较粗大，位于后方。肛管两侧为坐骨肛门窝，尿道和阴道周围有丰富的膀胱静脉丛及阴道静脉丛。随层面下移，断层中央可见呈八字形的耻骨下支，阴道两侧则出现八字形排列的前庭球，前庭球外侧条索状的坐骨海绵体肌亦呈八字形，位于尿生殖膈下方的会阴浅隙内。

　　（5）盆部及会阴的冠状断层：盆部及会阴的冠状断层以子宫为界分为前、中、后部。以女性盆部经髋关节中份冠状断层为例（图5-1-4），前部为子宫出现以前的层面，主要特征是以肠管为主，随层面后移则在肠管的下方出现较大的膀胱断面；器官排列特征以盆腔下壁为界分为上、下份，上份内有乙状结肠、回肠、盲肠和膀胱的断面，下份的会阴部出现女性外阴和阴道断面。中部为子宫所在的层面，主要特征是盆腔内脏器，以生殖系统的子宫、输卵管和卵巢为主；器官排列特征仍以盆腔下壁为界分为上、下份。上份主要为子宫、输卵管和卵巢及其盆壁的神经、血管，子宫呈壁厚腔小的椭圆形；下份为会阴部的阴道等器官结构。后部为子宫消失以后的层面，主要特征是以肠管为主，器官排列特征仍以盆腔下壁为界分为上、下份。上份主要为盆腔内的肠管，其两侧有贴于盆侧壁走行的神经、血管；下份为会阴部的肛区结构，在肛门两侧出现呈疏松结缔组织区域的坐骨肛门窝。

图 5-1-4　女性盆部经髋关节中份冠状断层

1. 腰椎椎体；2. 右卵巢；3. 子宫底；4. 乙状结肠；5. 膀胱；6. 阴道；7. 大阴唇；8. 小阴唇；9. 直肠；10. 闭孔内肌；11. 闭孔外肌。

（6）盆部及会阴的矢状断层：盆部及会阴的矢状断层以子宫为界分为左、中、右侧部。以女性盆部经右耻骨结节的矢状断层为例（图 5-1-5），左侧部为子宫出现以前的层面，主要

图 5-1-5　女性盆部经右耻骨结节的矢状断层

1. 膀胱；2. 第 2 骶椎；3. 子宫肌层；4. 子宫结合带；5. 子宫内膜；6. 阴道；7. 子宫颈；8. 耻骨联合；9. 子宫；10. 直肠。

特征是盆腔内脏器出现卵巢和输卵管。器官排列特征是以盆腔下壁为界分为上、下份，上份的盆腔内有降结肠、空肠、左输卵管及其贴于盆壁的神经、血管，下份为盆壁及其下方的会阴部结构。中部为子宫所在的层面，主要特征是出现壁厚腔小的子宫，仍以盆腔下壁为界分为上、下份。上份为盆腔内的器官，以子宫为主，自前向后依次为膀胱、子宫和直肠；下份为会阴部结构，其前方为尿生殖区的女性外阴、尿道和阴道，后方为肛区的肛管、肛门及其两侧的坐骨肛门窝。右侧部的器官结构与左侧部基本对称，肠管主要为升结肠、盲肠和回肠。

【实验报告】

女性盆部及会阴断层和影像解剖

实验内容：＿＿＿＿＿＿＿＿＿＿＿＿＿＿ 日期：＿＿＿＿＿年＿＿月＿＿日

姓名：＿＿＿＿＿ 学号：＿＿＿＿＿ 得分：＿＿＿＿＿

1. 填图（图5-1-6）

图5-1-6 女性盆部与会阴部的正中矢状断层

2. 绘图 请绘图显示女性盆部经髋关节上份横断层的主要结构（黑铅笔或彩图）。

（邹智荣 王 慧 黄明玉 王希明 谭 艳）

第二节 男性盆部与会阴断层和影像解剖

【实验目标】

1. 查看男性盆腔内的肠管配布，辨认空肠与回肠。观察小肠系膜和乙状结肠及其系膜；观察直肠的形态和结构。

2. 观察膀胱的形态变化及其与直肠、前列腺的位置关系。查看膀胱前间隙、直肠旁间隙和直肠后间隙的位置及其连通，观察其与腹膜腔的关系。

3. 辨认左输尿管、右输尿管，观察其位置及毗邻关系。

4. 观察精囊和输精管壶腹的形态、位置及其与膀胱、前列腺的位置关系。

5. 查看前列腺的位置、形态及其变化，观察其CT表现。

6. 观察精索的形态和位置。

7. 辨认髂外血管及髂内血管的分（属）支；盆腔内淋巴结的配布；观察闭孔神经、股神经、腰骶干，并观察其在横断层上的位置及变化规律。

8. 观察骶髂关节的构成及形态,理解其作用。查看骶丛的位置,观察坐骨神经的走行及其与梨状肌的位置关系。

9. 查看梨状肌及梨状肌上、下孔,辨认孔内通过的结构。

10. 观察耻骨联合及其间的耻骨间盘,理解其作用。观察闭孔内、外肌和闭孔,辨认闭膜管及闭孔神经、血管。

11. 查看坐骨肛门窝的位置、形态及其变化,观察 CT 表现。辨认阴部管及其内的阴部神经和阴部内动、静脉。

12. 观察盆膈和肛提肌、尾骨肌的形态及变化,理解其作用。

13. 观察肛管的形态及其与周围的肛门外括约肌和肛提肌的关系。

14. 辨认尿道球、阴茎脚、尿道海绵体和阴茎海绵体。

15. 观察睾丸和附睾的形态,查看阴囊中隔和鞘膜腔的位置及形态。

16. 辨认尿生殖膈,观察尿生殖膈与盆膈的位置关系。

【实验教具】

1. 标本

(1)男性盆部及会阴正中矢状切面。

(2)游离的膀胱和男性生殖器。

(3)男性盆部和会阴的连续横断层,层厚 10mm。

(4)男性盆部和会阴的连续冠状断层,层厚 20mm。

(5)男性盆部和会阴的正中矢状断层和旁正中矢状断层。

2. 模型

(1)男性盆部及会阴正中矢状切面。

(2)前列腺及其分叶。

(3)男性盆底肌。

3. 多媒体课件　男性盆底肌,男性会阴,膀胱及前列腺,男性盆部及会阴正中矢状切面,男性盆部及会阴冠状切面,男性盆部及会阴的血管、神经。

4. CT 和 MRI 图像

(1)男性盆部及会阴的横断层 CT 图像,层厚 5~10mm。

(2)男性盆部及会阴的横断层 MRI 图像,层厚 5~10mm。

(3)男性盆部及会阴的冠状断层 MRI 图像。

(4)男性盆部及会阴的矢状断层 MRI 图像。

【实验内容及方法】

一、观 察 方 法

观察男性盆部及会阴的整体标本、模型和挂图,使盆腔内主要结构,如膀胱、直肠、前列腺、髂内动脉分支等在头脑中形成立体形象。首先,在男性盆部和会阴的冠状断层和矢状断层标本上辨认盆壁肌、盆底肌、膀胱、前列腺、精囊、输精管、输尿管、直肠,以及血管、神经等结构,着重对这些结构的空间立体位置及毗邻关系加以辨认和印证。其次,以多媒体课件男性正中矢状切面为参考,模拟横断层标本的制作方法,在男性盆部及会阴的横断层标本上辨认膀胱、前列腺、精囊和直肠等,对一些看不清楚的结构,可采用连续追踪的观察方法，或将几个横断层标本叠加起来，使其尽量恢复到原来的整体状态，对中空性器官可用软铁丝穿通来辨认。切忌"从断层到断层"，仅对一个个层面上结构的形态、位置及毗邻关系进行观察和记忆；而要养成"从整体到断层，由断层再返回整体"的断层影像学思维模式，着重掌握器官结构的形态、位置及毗邻关系的连续性变化规律，这样对不同个体和不同锯切方法造成的切面差异就能顺利辨认。再次，找到与断层标本对应层面的 CT 和 MRI 图像进行对照观察，掌握膀胱、前列腺和直肠等器官结构在影像上的位置、形态及表现，从标本过渡到活体影像，实现学习断层解剖的目的，为临床影像的定位诊断奠定坚实的基础。

二、观察内容及层面

1．观察内容

（1）盆壁：骶尾骨、骶髂关节、梨状肌、梨状肌上孔、梨状肌下孔、闭孔内肌、闭孔外肌、闭孔、髂腰肌、精索和耻骨联合。

（2）盆底：肛提肌、尾骨肌和盆膈。

（3）盆腔：盲肠、阑尾、降结肠、乙状结肠及其系膜、直肠、空肠、回肠、肠系膜、膀胱、输尿管、腰骶干、股神经、闭孔神经、髂外血管及髂内血管的分（属）支、骶丛、坐骨神经、膀胱前间隙、直肠旁间隙、直肠后间隙。

（4）男性盆腔生殖器官：精囊、输精管及输精管壶腹、前列腺和前列腺静脉丛。

（5）男性会阴部结构：肛管、肛门外括约肌、坐骨肛门窝和阴部管、尿道海绵体、尿道球、阴茎海绵体、阴茎脚、睾丸、附睾、阴囊及阴囊中隔、鞘膜腔、尿生殖膈。

2．观察层面

（1）盆部及会阴横断层的分布：男性盆部及会阴的横断层以髋臼上缘和耻骨联合下缘平面为界，分为上、中、下三部分。上部为髋臼上缘以上的层面，主要显示下腹部脏器；中部为髋臼上缘至耻骨联合下缘之间的层面，显示盆腔脏器；下部为耻骨联合下缘以下的层面，显示男性会阴部的器官结构。

（2）盆部及会阴上部的横断层：一般为 6～7 个层面，以男性盆部平第 3 骶椎椎体横断层为例（图 5-2-1），此部分主要是观察下腹部空腔脏器和盆壁内面的血管、神经，为临床结、直肠肿瘤等病变的影像定位诊断提供解剖学基础。

图 5-2-1　男性盆部平第 3 骶椎椎体横断层

1．第 3 骶椎椎体；2．骶髂关节；3．髂骨翼；4．直肠；5．乙状结肠；6．回肠；7．髂外动脉；8．髂外静脉；9．髂内动脉；10．髂内静脉；11．输尿管；12．臀大肌；13．臀中肌；14．臀小肌；15．髂肌；16．腰大肌；17．腹直肌；18．骶管。

断层内的空腔脏器主要为下腹部的肠管等。右前方髂窝内的盲肠仅出现于上部的 2～3 个层面上，其内侧壁有突入其内的回盲瓣、回盲口及位置不定的蚯蚓状的阑尾；左前方则为弯曲的乙状结肠，它自左前方向右后方走行于中线处的骶骨前方，在第 3 骶椎椎体平面向下延续为直肠。层面内较细的肠管以回肠为主并有肠系膜相连，只有少量位于左上的为空肠。

盆壁后面从第 5 腰椎与第 1 骶椎间椎间盘延续至第 4 骶椎椎体，可见骶管、竖脊肌等；后外侧为骶髂关节、髂骨翼及其内侧的髂肌、腰大肌，外后侧的臀肌；前外侧壁还可见腹直肌、腹外斜肌及其腱膜、腹内斜肌和腹横肌。

盆部的血管、神经首先出现于盆壁的后外侧，骶正中动、静脉位于骶骨的前方。髂总动、静脉在骶髂关节前方分为髂内动、静脉和髂外动、静脉，静脉位于动脉的内侧，并且管壁薄而管径略粗。髂外动、静脉始终位于腰大肌的前内侧，并逐渐向外下移行，而髂内动脉则分出许多分支难以辨认。左输尿管下行于髂总动、静脉的前方，右侧则位于髂外动、静脉的前方。腰骶干和闭孔神经紧贴于盆腔后壁，股神经则位于髂肌与腰大肌之间，随层面下移，血管、神经沿盆腔侧壁逐渐向前外侧移动，股神经和紧贴于髂腰肌内面的髂外动、静脉向前外移动的幅度较大，至髋臼上缘层面时，已位于髂腰肌前方且贴近腹壁；腰骶干、髂内血管、闭孔神经和输尿管也逐渐移至盆腔侧壁内面，且呈自后向前的排列关系。

（3）盆部及会阴中部的横断层：一般为 5～6 个层面，以耻骨联合中份横断层为例（图 5-2-2），此部分主要是观察盆腔内的男性泌尿生殖器官、直肠、盆筋膜间隙和盆壁结构，为临床膀胱、前列腺和直肠等器官疾病的影像定位、恶性肿瘤分期诊断等提供形态学基础。

图 5-2-2　耻骨联合中份横断层

1. 耻骨联合；2. 耻骨后间隙；3. 前列腺；4. 直肠；5. 肛提肌；6. 坐骨肛门窝；7. 闭孔内肌；8. 闭孔外肌；9. 坐骨；10. 股骨；11. 阴茎；12. 精索；13. 股静脉；14. 股动脉；15. 臀大肌。

膀胱在横断层出现的早晚与患者或标本的膀胱充盈程度有关，半充盈状态的膀胱常出现于髋臼上缘层面，位于回肠之间并紧贴腹前壁，随层面下移则逐渐增大，至前列腺底出现时，则膀胱基本消失。回肠下垂至膀胱体层面时逐渐消失，此时盆腔器官主要可见膀胱和位于骶骨前面的直肠。直肠下段两侧有肛提肌，其与臀大肌、闭孔内肌之间为坐骨肛门窝。膀胱与直肠之间的空隙为膀胱直肠陷凹，为男性直立或半卧位时腹膜腔的最低位。近耻骨联合上部层面时，膀胱底与直肠之间将出现位于外侧的蜂窝状的精囊和位于内侧略膨大的输精管壶腹，二者向下共同汇合成射精管，穿前列腺开口于尿道前列腺部。前列腺属实质性器官，呈栗子形，位于耻骨联合后、直肠前方。前列腺底的后部与膀胱颈的前部常出现于同一层面（耻骨联合上方），随层面下降依次出现前列腺体和前列腺尖，其内有管状尿道通过。前列腺被前列腺囊包裹，其周围有前列腺静脉丛，又被前列腺鞘包裹。

　　膀胱和前列腺前方与耻骨之间的盆筋膜间隙为耻骨后间隙（又称膀胱前间隙），内有丰富的疏松结缔组织；直肠后方与骶骨之间的筋膜间隙则为直肠后间隙（骶前间隙），其内也充满疏松结缔组织。这两个筋膜间隙均隔腹膜与上方的盆腹膜腔相邻，以筋膜与下外方的血管、神经分隔。

　　盆腔的前壁为下腹壁的结构、耻骨及耻骨联合，可见腹直肌，腹内、外斜肌和腹横肌，其间有腹股沟管，腹股沟管内有精索穿行；耻骨联合由两侧的耻骨上支和耻骨间盘构成，前面借阴茎悬韧带连接阴茎海绵体。盆腔的两侧为髋骨，髋臼与股骨头构成髋关节，下部层面可见股骨头韧带；在耻骨与坐骨之间为闭孔，被闭孔膜封闭，其内、外面覆盖有闭孔内、外肌。闭孔上缘与耻骨上支之间有闭膜管，内有闭孔神经和闭孔动、静脉出入。闭孔外肌和股骨的前面有大腿内侧肌群和前群肌的断面，其间有股动、静脉和股神经等。盆腔后外侧壁的髂骨体与骶骨之间为坐骨大孔，内有起自骶骨前方并斜向前外止于股骨大转子的梨状肌穿出，其将坐骨大孔分为梨状肌上、下孔，上孔有臀上血管和臀上神经穿行，下孔内有臀下血管、神经以及粗大的坐骨神经等出入。

　　（4）盆部及会阴下部的横断层：一般为3～4个层面，以耻骨弓上份横断层为例（图 5-2-3），此部分主要观察盆底结构、坐骨肛门窝、肛管、尿道和男性生殖器官。

图 5-2-3　耻骨弓上份横断层

1. 坐骨支；2. 阴茎海绵体；3. 尿道膜部；4. 肛管；5. 肛提肌；6. 坐骨肛门窝；7. 会阴神经血管；8. 臀大肌；9. 股方肌；10. 坐骨神经；11. 大收肌；12. 阴囊；13. 精索。

　　尾骨肌和肛提肌位于直肠的两侧，呈倒八字形，呈 U 形绕过直肠、前列腺和尿道两侧，向前连于耻骨联合后方。肛提肌和尾骨肌的内、外面分别有盆膈上筋膜和盆膈下筋膜覆盖，三者构成盆膈，呈漏斗状封闭骨盆下口。前列腺尖的下方有宽而薄的会阴深横肌，其上、下方分别有尿生殖膈上筋膜和尿生殖膈下筋膜覆盖，三者构成尿生殖膈。尿生殖膈呈水平位，位于盆膈的下方，内有尿道膜部穿过。

　　肛管穿盆膈的后部，其周围有环形的肛门外括约肌包绕。肛管的外侧有呈三角形的坐骨肛门窝，其在前列腺和肛提肌层面首次出现，随层面下移，坐骨肛门窝的三角形断面也逐渐增大。坐骨肛门窝的内侧为肛提肌和肛门外括约肌，前外侧为闭孔内肌及其筋膜，后方是臀大肌，两侧坐骨肛门窝经肛管后方相通。

耻骨下支和坐骨支形成耻骨弓,呈八字形,其内侧为会阴部结构,外侧是耻骨下支上部的断面。在尿生殖膈的下方可见尿道球和阴茎脚,阴茎脚(向前延续为阴茎海绵体)也呈八字形起于两侧的耻骨弓;尿道球位于中间,向前延续为尿道海绵体。尿道球被球海绵体肌包裹,耻骨弓的内侧有坐骨海绵体肌,其向前附着于阴茎脚。阴囊内有精索向下连于睾丸和附睾,其周围的腔隙为鞘膜腔;阴囊被阴囊中隔分为左、右两部分,使两侧的睾丸、附睾和鞘膜腔完全分开。

精索是被精索外筋膜、提睾肌和精索内筋膜包裹的输精管、睾丸动脉和蔓状静脉丛而形成的圆索状结构,它首次出现于髋臼层面的腹股沟管内,位于腹前外侧壁的深面,随层面下移则逐渐斜向中线,至耻骨联合下缘层面进入阴囊。

(5)盆部及会阴的冠状断层:一般为6个层面,以前列腺后份冠状断层为例(图5-2-4),此部分主要观察盆壁及盆底结构、坐骨肛门窝、直肠肛管、膀胱、尿道和男性生殖器官的空间位置以及毗邻关系,为临床膀胱、前列腺和直肠等器官疾病的影像定位诊断提供形态学基础。

图5-2-4 前列腺后份冠状断层
1. 第5腰椎;2. 髂骨体;3. 乙状结肠;4. 回肠;5. 前列腺;6. 尿道球;7. 闭孔内肌;8. 闭孔外肌;
9. 髂肌;10. 臀小肌;11. 股骨头;12. 髂骨翼;13. 膀胱。

男性盆部及会阴的冠状断层可以以前列腺为界,分为前、中、后三部分。

1)前部断层:为位于前列腺以前的冠状断层,可观察到两侧为盆壁,最开始出现的是髂前上棘,随层面后移,逐渐延续为髂骨翼;髂骨内、外侧分别贴附有髂肌、腰大肌和臀中肌等,髂骨的外下方则为阔筋膜张肌和大腿前群肌的断面。断层中间可见双侧的耻骨上支和耻骨间盘,耻骨间盘的上方有乙状结肠、回肠、盲肠和膀胱的断面,耻骨间盘的下方则有阴囊、睾丸、阴茎海绵体、尿道海绵体等会阴结构;耻骨上支的外下方可见大腿内收肌群、股血管、股深血管等结构。

2)中部断层:为前列腺所在的冠状断层,可观察到两侧的盆壁结构包括髂骨翼、髋关节,以及贴附于髂骨翼内、外侧的髂肌、腰大肌和臀中肌、臀小肌等,髋关节断层有髋臼和股骨头及股骨头韧带,随层面后移逐渐出现股骨颈、大转子和股骨干。断层中间自上而下依次排列有腰骶椎和椎间盘、乙状结肠和回肠、膀胱、前列腺、会阴结构,随着层面后移,会阴区域的阴茎脚、尿道球及尿道逐渐延续为尿生殖膈和尿道膜部,以及尿道海绵体;闭孔内、外肌,耻骨下支整体呈倒八字形,位于前列腺的两侧,闭孔内、外肌之间为闭孔膜。

3)后部断层:为位于前列腺后方的冠状断层,可观察到两侧的盆壁主要为髂骨、坐骨的断面,髂骨的内、外侧仍可见髂肌和臀肌,坐骨的内侧有闭孔内肌和肛提肌,坐骨的外侧贴附有股方肌和上、下孖肌等,坐骨大孔位于髂骨、坐骨断面之间;梨状肌,臀上、下血管,神经及坐骨神经等结构穿行其内。断层中间自上而下依次排列有腰椎、骶椎和椎间盘及骶髂关节、直肠、肛管,肛提肌呈倒八字形贴附于肛管和肛门的两侧,肛提肌与坐骨和闭孔内肌之间的三角形间隙为坐骨肛门窝,其内充满脂肪组织,肛管的血管、神经穿行于窝内。

(6)盆部及会阴的矢状断层:一般为 2 个层面,以男性经右耻骨结节的矢状断层为例(图 5-2-5),此部分主要观察盆壁及盆底结构、直肠肛管、膀胱尿道和男性生殖器官。

图 5-2-5　男性经右耻骨结节的矢状断层
1. 乙状结肠;2. 腹直肌;3. 膀胱;4. 耻骨结节;5. 前列腺;6. 肛提肌;7. 精囊;8. 第 1 骶椎。

男性盆部及会阴的矢状断层也可以以前列腺为界,分为左侧、中间和右侧三部分。左、右侧部矢状断层为位于前列腺左、右两侧的矢状断层。左、右侧部的器官结构基本对称,主要显示盆壁、盆底、肠管及沿盆壁的血管、神经等结构。

中间部矢状断层为前列腺所在的矢状断层,可使用正中矢状断层和旁正中矢状断层标本进行观察。断层前下部的骨性结构为耻骨联合,随着层面侧移逐渐延续为耻骨结节及耻骨支;断层前上部为腹壁结构,主要为腹直肌。断层后部有腰椎、骶椎、尾椎及椎间盘的断面,可见下腔静脉、髂总动脉、髂总静脉走行于第 5 腰椎前方。断层中间可分为上、中、下三份:上份主要显示小肠及肠系膜、乙状结肠等肠管断面;中份自前向后显示膀胱、精囊和输精管壶腹、直肠;下份主要显示前列腺和肛管及其下方的会阴结构。会阴结构主要为阴茎海绵体、尿道海绵体和尿道、阴囊和睾丸等;耻骨后方、前列腺及肛管下方可见会阴深横肌、肛提肌等。随层面侧移,逐渐出现闭孔内肌、肛提肌、球海绵体肌等,耻骨前下方则逐渐出现闭孔外肌、短收肌、长收肌。耻骨与膀胱、前列腺之间的间隙为膀胱前间隙,直肠与骶骨之间的筋膜间隙为直肠后间隙,直肠上段在第 4 骶椎前方形成凸向后的直肠骶曲,直肠下段与肛管相接处形成凸向前的直肠会阴曲。

【实验报告】

男性盆部及会阴断层和影像解剖

实验内容:＿＿＿＿＿＿＿＿＿＿＿　　　　　日期:＿＿＿＿年＿＿月＿＿日

姓名:＿＿＿＿＿　　　　　　学号:＿＿＿＿　　　　　　　得分:＿＿＿＿

1. 填图（图 5-2-6）

图 5-2-6　男性盆部平第 2 尾椎横断层

2. 绘图　请绘图显示男性盆部与会阴的正中矢状断层的主要结构（黑铅笔或彩图）。

（王　慧　邹智荣　黄明玉　王希明　谭　艳）

第六章 四 肢

第一节 上肢的断层和影像解剖

【实验目标】

1. 观察肱骨头、关节盂的形态及其构成的肩关节，辨认冈上肌、冈下肌、小圆肌、肩胛下肌，并观察其肌腱附着部位、肩袖和肩关节的位置关系。

2. 观察腋窝的构成和腋动脉、腋静脉、臂丛的位置关系。

3. 观察肱骨滑车、尺骨鹰嘴的形态及其构成的肱尺关节；观察桡骨头、肱骨头、尺骨的桡骨切迹形态及其与肱骨小头构成的肱桡关节、桡尺近侧关节。

4. 观察肘窝的构成和肱二头肌肌腱，正中神经与肱动、静脉的位置关系。

5. 观察桡骨远端、近侧列腕骨和远侧列腕骨的形态及其构成的腕关节。

6. 观察腕管的位置、构成，通过结构辨认腕管内结构的位置关系。

【实验教具】

1．标本

（1）肩关节连续横断层、冠状断层标本。

（2）肘关节连续横断层、冠状断层、矢状断层标本。

（3）腕关节和手连续横断层、冠状断层标本。

2．模型 手骨。

3．多媒体课件 肩关节、肘关节、腕骨及其连结。

4．MRI 图像 肩关节、肘关节和腕关节横断层、矢状断层、冠状断层的 MRI 图像，层厚 5～10mm。

【实验内容及方法】

一、观 察 方 法

首先，观察上肢关节的整体标本、模型和挂图，在头脑里形成立体概念。然后，模拟肩关节、肘关节、手关节横断层标本和矢状断层、冠状断层标本的制作方法，在标本上辨认肩袖、腕管等器官结构。基本掌握冈上肌肌腱、冈下肌肌腱、小圆肌肌腱、肩胛下肌肌腱、腕管的横断层、矢状断层、冠状断层标本后，在 CT 和 MRI 图像上与断层标本进行对照观察，了解肩袖、腕管在影像上的位置、形态及表现，从标本过渡到活体影像，实现学习断层解剖的目的，为临床影像的定位诊断奠定坚实的基础。

二、观察内容及层面

1．观察内容

（1）肩关节：肱骨头、关节盂、盂唇、肱二头肌长头肌腱、肩胛下肌肌腱、小圆肌肌腱、冈上肌肌腱、冈下肌肌腱、腋动脉、腋静脉、臂丛及其分支和腋淋巴结。

（2）肘关节：肱骨滑车、肱骨小头、尺骨鹰嘴、桡骨头、肱骨内上髁、肱骨外上髁、尺侧副韧带、桡侧副韧带、桡骨环状韧带、尺神经、正中神经、肱动/静脉、股二头肌肌腱、桡神经和肘淋巴结。

（3）手关节：桡骨下端、腕骨、掌骨、腕横韧带、正中神经、拇长屈肌肌腱、指浅屈肌肌腱和指深屈肌肌腱。

2. 观察层面

（1）肩关节

1）肩关节的横断层（图 6-1-1）：近似圆形的肱骨头断面先出现，随层面下移其内侧出现凹陷的肩胛骨关节盂，两者构成肩关节。肩关节腔呈半环状，其前、后端的外侧有盂唇附着于关节盂周缘，以加深关节窝的深度。肱骨头前方的结节间沟内有肱二头肌长头肌腱经过，其前内侧有肩胛下肌肌腱，后方有冈下肌肌腱。肱骨头内侧为脂肪组织所充填的腋窝，近似四边形，其前方为胸大肌和胸小肌，后方是肩胛下肌和肩胛骨，内侧是肋、肋间隙和前锯肌，外侧为肱骨、喙肱肌和肱二头肌短头。腋窝内有腋动脉、腋静脉、臂丛及其分支以及腋淋巴结等，向上与颈根部相连通。

图 6-1-1 肩关节（经肩关节下份）的横断层

1. 肱二头肌长头肌腱；2. 头静脉；3. 小结节；4. 胸大肌；5. 胸小肌；6. 肱二头肌短头和喙肱肌；7. 腋动、静脉和臂丛；8. 前锯肌；9. 肩胛下肌；10. 冈下肌；11. 关节盂；12. 三角肌；13. 肱骨头；14. 大结节。

2）肩关节的冠状断层（图 6-1-2）：圆形的肱骨头先出现，其向外侧的明显突起为肱骨大结节，肱骨头内侧为半环状的肩关节腔。随层面后移则出现肩胛骨关节盂，其与肱骨头构成肩关节，关节盂周缘有纤维软骨形成的盂唇。在肩关节的上方有冈上肌肌腱等形成的肌腱袖，连于肱骨与肩胛骨之间并包绕肩关节。

（2）肘关节

1）肘关节的横断层：肱尺关节的断面先出现，其前方为较大的肱骨下端，后方是较小的尺骨鹰嘴。随层面下移则肱尺关节消失，肱桡关节和桡尺近侧关节相继出现；肱桡关节腔呈环状，其内有肱骨小头，周围是桡骨头的断面。桡骨头随层面下移则在其周围出现附着于尺骨的桡骨环状韧带，桡骨头与尺骨之间为桡尺近侧关节。

图 6-1-2　肩关节（经肩关节后份）的冠状断层

1. 肩峰；2. 斜方肌；3. 冈上肌；4. 肩胛冈；5. 肩胛切迹；6. 肩胛下肌；7. 关节盂；8. 小圆肌；9. 大圆肌；10. 背阔肌；11. 肱三头肌；12. 三角肌；13. 肱骨头；14. 肱骨大结节；15. 冈上肌肌腱。

肱骨和尺骨、桡骨前方有较粗大的肱肌，其前内侧为旋前圆肌，前外侧是肱桡肌，三者之间被脂肪组织充填的区域为肘窝，内有肱二头肌肌腱将其分为内、外侧部，内侧有正中神经和肱动、静脉经过，外侧有前臂外侧皮神经及其深部的桡神经。

2）肘关节的冠状断层（图 6-1-3）：肱骨滑车与尺骨滑车切迹构成的肱尺关节位于内侧，肱骨小头与桡骨头构成的肱桡关节位于外侧，桡骨头与尺骨构成的桡尺近侧关节位于两者之间

图 6-1-3　肘关节（经肱骨内、外上髁）的冠状断层

1. 肱骨外上髁；2. 肱骨小头；3. 肱骨滑车；4. 肱骨内上髁；5. 尺骨鹰嘴；6. 桡骨头；7. 尺骨；8. 桡尺近侧关节；9. 肱骨体；10. 肱肌；11. 旋后肌；12. 桡侧腕长伸肌；13. 指深屈肌；14. 关节囊；15. 尺侧副韧带；16. 肱三头肌内侧头；17. 尺侧腕屈肌。

的下方,肱尺关节、肱桡关节和桡尺近侧关节三者共同构成肘关节,其两侧分别有桡侧副韧带和尺侧副韧带,桡骨头周围有桡骨环状韧带包绕。随层面后移则肱桡关节和桡尺近侧关节消失,而尺骨鹰嘴和尺骨滑车切迹依然可见,尺骨滑车切迹与其前方的肱骨滑车形成肱尺关节。

3)肘关节的矢状断层(图6-1-4):肱骨滑车与尺骨鹰嘴呈上、下关系,两者构成肱尺关节。随层面右移则出现半环状的滑车切迹和伸向前上方的尺骨鹰嘴,滑车切迹与其前方的肱骨滑车构成肱尺关节。当肱尺关节消失时则肱桡关节出现,肱骨小头与桡骨头呈上、下关系,两者构成肱桡关节,其间的关节腔呈S形。桡骨头与其内侧的尺骨构成桡尺近侧关节,关节腔呈弧形,桡骨头周围有桡骨环状韧带包绕。

图6-1-4　肘关节(经肱桡关节)的矢状断层
1.肱肌;2.肱三头肌;3.肱骨;4.肱骨小头;5.关节囊;6.桡骨头;7.桡骨环状韧带;8.指伸肌;9.旋后肌;10.桡骨粗隆;11.旋前圆肌;12.肱桡肌;13.桡动、静脉;14.关节软骨;15.肘正中静脉;16.肱二头肌。

(3)手关节

1)手关节的横断层(图6-1-5):桡骨下端和尺骨下方的关节盘先出现,两者共同形成桡腕关节窝,随层面下移则在关节窝的中央出现手舟骨、月骨和三角骨,其与周围结构之间的腔隙为桡腕关节腔。近侧列腕骨和远侧列腕骨相继出现,近侧列腕骨自桡侧向尺侧依次为手舟骨、月骨、三角骨和豌豆骨,远侧列腕骨自桡侧向尺侧依次为大多角骨、小多角骨、头状骨和钩骨,其间的腔隙为腕骨间关节腔,相互交通。随层面下移则依次出现腕掌关节、掌骨和指骨,其背侧为指伸肌肌腱,掌侧有鱼际肌、小鱼际肌和腕管及其内部结构。腕管出现于近侧列腕骨层面上,至掌骨层面消失,其由腕骨沟和腕横韧带构成,内有桡侧的拇长屈肌肌腱和尺侧的指浅屈肌肌腱、指深屈肌肌腱,两者之间有正中神经通过。

2)手关节的冠状断层:桡骨下端、尺骨下方的关节盘与手舟骨、月骨、三角骨呈上、下关系,其间有弧形的腕关节腔。近侧列腕骨的手舟骨、月骨、三角骨、豌豆骨和远侧列腕骨的大多角骨、小多角骨、头状骨、钩骨自桡侧向尺侧依次排列,其间为腕骨间关节腔。远侧列腕骨与掌骨底之间构成腕掌关节,掌骨头与近侧指骨底之间构成掌指关节。

图6-1-5　手关节（经远侧列腕骨）的横断层

1. 拇短屈肌；2. 掌长肌肌腱；3. 正中神经；4. 屈肌支持带；5. 尺动、静脉；6. 拇长屈肌肌腱；7. 指浅屈肌肌腱；8. 指深屈肌肌腱；9. 钩骨钩；10. 小指展肌；11. 大多角骨；12. 小多角骨；13. 腕骨间韧带；14. 头状骨；15. 钩骨；16. 尺侧腕伸肌肌腱；17. 桡动脉；18. 手背静脉；19. 桡侧腕长伸肌肌腱；20. 桡侧腕短伸肌肌腱；21. 示指伸肌肌腱；22. 指伸肌肌腱；23. 小指伸肌肌腱。

【实验报告】

上肢的断层和影像解剖

实验内容：_____　　　　　日期：_____年___月___日

姓名：_____　　　　　学号：_____　　　　　　　　得分：_____

1. 填图（图6-1-6）

图6-1-6　经桡尺近侧关节的横断层

2. 绘图　请绘图显示肩关节上份横断层的主要结构（黑铅笔或彩图）。

（陈忠恒　胡光强　李　健　高万春　赵　建）

第二节　下肢的断层和影像解剖

【实验目标】

1. 观察股骨头和髋臼的形态及其形成的髋关节，辨认股骨头韧带、髋臼横韧带、髂股韧带、耻股韧带和坐股韧带。

2.观察股骨下端、胫骨上端和髌骨的形态及其构成的膝关节,观察交叉韧带、半月板、髌下脂体、翼状襞、胫侧副韧带、腓侧副韧带、髌韧带、腘斜韧带和髌支持带。

3.观察腘窝的构成和腘动脉、腘静脉、胫神经的位置关系。

4.观察胫骨下端、腓骨下端和距骨滑车的形态及其构成的踝关节。

5.观察踝管的位置、构成、通过结构及踝管内结构的位置关系,观察跗骨、距骨、跗骨间关节及其周围的韧带。

【实验教具】

1.标本

(1)髋关节连续横断层、冠状断层标本。

(2)膝关节和踝关节各部的连续横断层、冠状断层、矢状断层标本。

(3)踝关节各部的连续横断层、斜断层、冠状断层标本。

2.模型　足骨。

3.多媒体课件　髋关节、膝关节、足骨及其骨连结。

4.CT、MRI 图像　下肢髋关节、膝关节和踝关节冠状断层、矢状断层的 CT、MRI 图像,层厚 5～10mm。

【实验内容及方法】

一、观 察 方 法

首先,观察下肢关节的整体标本、模型和挂图,在头脑里形成立体概念。然后,模拟髋关节、膝关节和踝关节横断层标本和矢状断层、冠状断层标本的制作方法,在标本上辨认股骨头韧带、内侧半月板和外侧半月板等器官结构。基本掌握前交叉韧带、后交叉韧带和内、外侧半月板等的横断层、矢状断层、冠状断层标本后,在 CT 和 MRI 图像上与断层标本进行对照观察,了解前交叉韧带、后交叉韧带和内侧半月板、外侧半月板等器官结构在影像上的位置、形态及表现,从标本过渡到活体影像,实现学习断层解剖的目的。

二、观察内容及层面

1.观察内容

(1)髋关节:股骨头、股骨颈、髋臼、髋臼窝、髋臼唇、髋臼横韧带、股骨头韧带、髂股韧带、耻股韧带和坐骨韧带。

(2)膝关节:股骨下端、胫骨上端、髌骨、前交叉韧带、后交叉韧带、内侧半月板、外侧半月板、髁间隆起、髁间窝、胫侧副韧带、腓侧副韧带、髌韧带、股四头肌肌腱、髌下脂体、翼状襞、髌上囊、髌下深囊、髌前皮下囊、腘斜韧带、髌内侧支持带、髌外侧支持带、腘动脉、腘静脉、胫神经和腘淋巴结。

(3)踝关节:胫骨下端、腓骨下端、距骨滑车、跗骨、趾长屈肌肌腱、踇长屈肌肌腱、胫骨后肌肌腱、胫神经和胫后动、静脉。

2.观察层面

(1)髋关节

1)髋关节的横断层(图 6-2-1):髋臼断面先出现,其下方的层面上有圆形的股骨头与内侧凹陷的髋臼，两者构成髋关节；关节腔呈半环形，内有股骨头韧带连于股骨头凹与髋臼窝之间。随层面下移则出现股骨颈和髋臼窝及其下方的髋臼横韧带，股骨头较髋臼先消失。在髋关节的前方和后上方有较粗大的髂股韧带，后下方有坐骨韧带，这些韧带包绕于髋关节周围，以稳固髋关节。

图6-2-1　髋关节（经股骨头中份）的横断层

1.髋臼；2.股骨头；3.关节囊和髂股韧带；4.股骨颈；5.大转子；6.关节囊和坐股韧带；7.坐骨。

2）髋关节的冠状断层（图6-2-2）：球形的股骨头断面构成髋关节的下外侧份，呈杯环状，凹口向下外侧的髋臼断面构成髋关节的上内侧份，髋臼的上、下端可见呈近似三角状的髋臼唇。股骨头与髋臼之间可见股骨头韧带上端连于股骨头凹，下端连于髋臼横韧带。

图6-2-2　髋关节（经髋关节中份）的冠状断层

1.股骨头；2.髋臼唇；3.关节囊；4.股骨头韧带；5.髋臼横韧带；6.关节囊。

（2）膝关节：人体最大、最复杂的关节，交叉韧带和半月板易损伤，横断层、矢状断层、冠状断层MRI扫描是其常用的检查方法。

1）膝关节的横断层（图6-2-3）：主要观察构成关节的股骨髁、髌骨、胫骨髁、髌支持带、关节软骨和腘窝内的结构。在髌骨中份和髌骨下缘断层上，主要为髌股关节，股骨的断面较大，下份断层的股骨下端由膨大的内侧髁和外侧髁构成，两髁之间为髁间窝，内有前交叉韧带、后交叉韧带。股骨前方有髌骨的断面，髌骨两侧有髌支持带。在半月板断层上，主要显示内、外侧半月板及中央区的髁间隆起及其前、后方的前、后交叉韧带。关节的前份可见髌韧带及其两侧的髌内、外侧支持带，髌韧带的深部可见髌下脂体及其覆盖滑膜形成的翼状襞。股骨下端和胫骨上端后方的疏松结缔组织区域为腘窝，由浅入深有胫神经、腘静脉和腘动脉，腓总神经随断层下移则自腘窝内移至其外侧。

图6-2-3 膝关节（经半月板）的横断层

1. 髌韧带；2. 髌下脂体；3. 髌内侧支持带；4. 髂胫束；5. 外侧半月板；6. 内侧半月板；7. 股骨外侧髁；8. 股骨内侧髁；9. 后交叉韧带；10. 腘静脉；11. 腘动脉；12. 胫神经。

2）膝关节的冠状断层（图6-2-4）：主要观察股骨髁、胫骨髁、半月板、侧副韧带等关节结构，为膝关节影像学的重要检查方位。前份断层主要观察髌骨、髌下脂体和内、外侧半月板的前、后角。中份断层适宜观察内、外侧半月板的侧份和交叉韧带、胫侧副韧带等，内、外侧半月板的断面分别位于关节腔的内、外侧，均呈三角形，其尖伸向关节腔，底朝向外，与关节囊相愈合，前、后交叉韧带位于关节的中份。后份适宜观察内、外侧半月板的后角和腓侧副韧带及腘窝内的腘动脉、腘静脉、胫神经等。

3）膝关节的矢状断层（图6-2-5）：主要观察股骨髁、胫骨髁、髌骨、半月板、交叉韧带、髌支持带、髌韧带和髌下脂体及翼状襞等结构。膝关节中份的矢状断层显示股骨的髁间窝和胫骨的髁间隆起，髁间窝与髁间隆起之间有前、后交叉韧带；关节前部的上方可见髌骨、股四头肌肌腱和髌上囊，下方有髌韧带，髌韧带与股骨、胫骨之间有髌下脂体及翼状襞。膝关节内、外侧份的矢状断层分别经股骨和胫骨的内、外侧髁，股骨内侧髁与胫骨内侧髁、股骨外侧髁与胫骨外侧髁之间分别可见内、外侧半月板。股骨内、外侧髁和胫骨内、外侧髁的前方分别可见髌内、外侧支持带。膝关节的后方为腘窝,可见腘动、静脉和胫神经及其周围散在分布的腘淋巴结。

图6-2-4 膝关节(经髁间隆起)的冠状断层

1. 后交叉韧带;2. 前交叉韧带;3. 股骨内侧髁;4. 股骨外侧髁;5. 内侧半月板;6. 胫侧副韧带;7. 胫骨内侧髁;8. 髁间隆起;9. 胫骨外侧髁;10. 外侧半月板;11. 关节软骨。

图6-2-5 膝关节(经髌骨内侧缘)的矢状断层

1. 股内侧肌;2. 半膜肌;3. 髌骨内侧缘;4. 髌韧带;5. 股骨内侧髁;6. 内侧半月板;7. 胫骨内侧髁;8. 关节囊;9. 腓肠肌内侧头;10. 关节软骨;11. 髌下脂体。

（3）踝部和足部

1）踝关节的横断层（图 6-2-6）：主要观察胫骨下端、外踝、距骨滑车、踝关节侧副韧带、踝管及其内容物等。踝关节由肥大的距骨滑车、胫骨下端、内踝和外踝构成，其内侧有三角韧带；外侧有距腓前韧带、距腓后韧带和跟腓韧带。内踝的后方为踝管，其内自前向后有胫骨后肌肌腱、趾长屈肌肌腱、胫后血管和胫神经、踇长屈肌肌腱通过。

图 6-2-6　踝关节的横断层

1. 距骨滑车；2. 外踝；3. 内踝；4. 腓骨短肌肌腱；5. 腓骨长肌肌腱；6. 距腓后韧带；7. 踇长屈肌肌腱；8. 跟腱；9. 胫骨后肌肌腱；10. 趾长屈肌肌腱；11. 胫后动、静脉；12. 趾长伸肌肌腱；13. 踇长伸肌肌腱；14. 胫前动、静脉；15. 胫骨前肌肌腱。

2）踝足部的冠状断层：主要观察踝关节、距跟关节和踝关节的内、外侧副韧带及踝管结构。在足部的冠状断层主要观察足部骨关节及足底各层的肌肉、血管和神经等。踝部的冠状断层上份为踝关节，可见胫骨下端、外踝和内踝；在不同断层的关节内侧分别可见三角带的胫距前韧带、胫距后韧带、胫舟韧带和胫跟韧带；在不同断层的关节外侧分别可见距腓前韧带、距腓后韧带和跟腓韧带。

（4）X 射线、CT 和 MRI 图像：对照下肢关节的横断层、冠状断层、矢状断层标本，在 CT、MRI 图像上先找到比较典型的结构或断层，如股骨头和膝关节正中矢状断层等，以此向上下、前后和左右断层与断层标本进行对照观察。对照下肢关节标本，观察髋关节等的正、侧位 X 射线片，辨认关节的结构。注意标本与 CT、MRI 图像并不完全一致。

【实验报告】

下肢的断层和影像解剖

实验内容：＿＿＿＿＿＿＿＿＿＿＿＿＿＿　　　　　日期：＿＿＿＿年＿＿月＿＿日

姓名：＿＿＿＿＿＿　　　　学号：＿＿＿＿＿＿　　　　　　　得分：＿＿＿＿＿

1. **填图**（图 6-2-7）

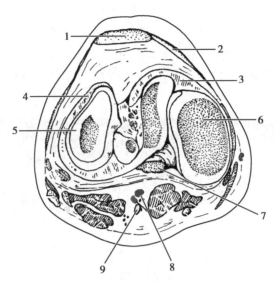

图 6-2-7　膝关节（经半月板）的横断层

2. **绘图**　绘制髋关节的冠状断层的主要结构（黑铅笔或彩图）。

（王振宇　王　莹　朴成浩　张　慧　高万春　高　海　史宏志）

第七章 脊 柱 区

第一节 脊柱的横断层和影像解剖

【实验目标】

1. 观察椎体的一般形态结构，观察骨松质和骨密质在椎体各部的分布特点及 CT、MRI 图像表现。

2. 辨认椎间盘的纤维环、髓核、穿通纤维（又称 Sharpey 纤维）和软骨终板，并观察其 CT、MRI 图像表现。比较颈椎、胸椎、腰椎间椎间盘的形态及厚度差异。

3. 辨认前纵韧带、后纵韧带、黄韧带、棘间韧带和棘上韧带，并观察其 CT、MRI 图像表现。

4. 观察椎间孔构成及其内结构。比较颈椎、胸椎、腰椎的椎间孔走行及其脊神经根在椎孔的位置。观察骶管的形态及骶管裂孔，查看骶管与椎管、骶管裂孔的关系。

5. 观察椎管的构成，比较颈段、胸段和腰段的椎管在横断层上的形态差异。

6. 观察神经根管四个狭窄（盘黄间隙、侧隐窝、上关节突旁沟及椎弓根下沟）的形态、位置及通过结构。

7. 观察硬膜外隙和蛛网膜下隙的位置、形态及结构，比较硬膜外隙与蛛网膜下隙的特点及 CT、MRI 图像表现。

8. 观察脊髓各段的横断层形态和变化。

9. 辨认椎体静脉、椎内静脉丛和椎外静脉丛，观察其 CT、MRI 图像表现。

10. 观察颈椎、胸椎和腰椎关节突关节的形态，辨认其上关节突和下关节突。

11. 查看肋头关节和肋横突关节的构成及其与胸椎椎体、胸椎间椎间盘的关系。

12. 观察钩椎关节、寰枢关节和寰枕关节的构成及 CT、MRI 图像表现。

13. 观察脊柱颈段、胸段和腰段的经椎弓根横断层、经椎体下部横断层和经椎间盘横断层等的解剖学结构及 CT、MRI 图像表现。

14. 观察经第1、2骶椎横断层的解剖学结构及 CT、MRI 图像表现。

【实验教具】

1. 标本

（1）骨架。

（2）颈椎、胸椎、腰椎、骶骨和尾骨。

（3）连接椎骨的结构：椎间盘、前纵韧带、后纵韧带、黄韧带、棘间韧带、棘上韧带、横突间韧带和关节突关节。

（4）肋骨及胸椎与肋的连结、寰枢关节和寰枕关节。

（5）经寰枢关节和寰枕关节的横断层，颈段、胸段、腰段和骶段经椎间盘、椎体下部和椎弓根的横断层。

（6）脊柱的正中矢状切面和旁正中矢状切面。

（7）颈段脊柱（示钩椎关节）。

（8）脊髓及脊髓被膜。

2. 模型

（1）腰神经通道。

（2）脊柱的正中矢状切面和旁正中矢状切面。

（3）椎静脉系。

3. 多媒体课件　脊柱的横断层和影像解剖。

4. CT 和 MRI 图像

（1）脊柱颈段、胸段、腰段和骶尾段的连续横断层 CT 和 MRI 图像。

（2）寰枢关节和寰枕关节连续横断层 CT 和 MRI 图像。

【实验内容及方法】

一、观 察 方 法

首先，观察脊柱的整体标本和模型，理解颈段、胸段、腰段和骶尾段的椎骨形态结构特点，骨密质和骨松质在椎骨的分布特点，便于脊柱的结构在头脑里形成立体概念。其次，在横断层标本上观察椎孔（椎管）和椎间孔位置及构成，椎间盘、前纵韧带、后纵韧带、黄韧带、棘间韧带、棘上韧带、横突间韧带、关节突关节等位置和结构特点；观察颈椎的横突孔及其通过的血管、胸椎与肋的连结，腰椎的神经通道以及第 1 腰椎以下层面椎管内脊髓及马尾的形态等，同时与 CT 和 MRI 图像进行对照观察。

二、观察内容及层面

1. 观察内容

（1）脊柱颈段：横突孔、椎血管、钩椎关节、关节突关节、椎间盘、椎间孔、椎管、黄韧带、寰枢关节、脊髓和硬膜外隙。

（2）脊柱胸段：肋头关节、肋横突关节、关节突关节、黄韧带、椎间孔、椎管和脊髓。

（3）脊柱腰段：侧隐窝、盘黄间隙、上关节突旁沟、椎弓根下沟、马尾、关节突关节、椎间盘、椎间孔、椎管和黄韧带。

（4）脊柱骶尾段：骶管、骶管裂孔、骶前孔和骶椎间盘。

2. 观察层面

（1）脊柱区颈段的横断层：由形态特殊的第 1、2 颈椎和第 3～7 颈椎及其连结构成，主要观察寰枕关节、寰枢关节、钩椎关节、椎管及其内容物、椎间孔及其内容物、椎体及其连结，为临床颈肩痛等疾病的影像定位诊断提供解剖学依据。

1）经寰枕关节横断层（图 7-1-1）：为脊柱区的最高层面，寰枕关节腔呈凸向外侧的弧形，其内侧为枕髁，外侧是新月形的寰椎侧块，为脊柱区与颅底的连接处。

2）经寰枢关节横断层（图 7-1-2）：寰枢关节由寰枢正中关节和左、右寰枢外侧关节构成。经寰枢正中关节的层面先出现，其由寰椎前弓后面的齿突凹和枢椎齿突构成，关节腔呈环状；其后方有寰椎横韧带连结左、右侧寰椎侧块之间，与后方椎管内的脊髓相分隔，随层面下移则出现寰枢外侧关节。

图 7-1-1　经寰枕关节横断层

1. 寰椎；2. 枕骨；3. 枕骨大孔；4. 茎突；5. 颈内静脉。

图 7-1-2　经寰枢关节横断层

1. 寰椎前弓；2. 寰椎侧块；3. 枢椎齿突；4. 横突孔；5. 寰椎横韧带。

3）经颈椎间椎间盘横断层（图 7-1-3）：除第 1、2 颈椎之间无椎间盘外，其余颈椎椎体之间均有椎间盘相连。椎间盘由中央的髓核和外周的纤维环及穿通纤维构成，其上、下面有软骨终板相贴。椎体和椎间盘的前、后方有宽阔的前纵韧带和较窄的后纵韧带贴附。椎体

图 7-1-3　经颈椎间椎间盘横断层

1. 椎体钩；2. 椎间盘；3. 椎动脉；4. 脊神经节；5. 硬膜囊。

向后延伸为椎弓根和椎弓板，与椎体共同围成椎孔；相邻椎弓板之间有黄韧带相连，其后方有棘突间的棘间韧带和附着于棘突末端的棘上韧带。

第2～7颈椎椎体呈椭圆形，相对较小；第3～7颈椎椎体上面侧缘有隆起的椎体钩，与上位椎体下面侧缘的唇缘相连构成钩椎关节。钩椎关节的外侧为椎体钩，内侧是上位椎体，与后方的椎间孔及脊神经根和外侧的横突孔及椎动脉、椎静脉相邻。

颈椎椎管近似三角形，左右径较前后径长，其内有近似圆形的脊髓，脊髓与椎管之间为硬脊膜及贴于其内的蛛网膜和硬膜外隙、蛛网膜下隙。硬膜外隙内有脊神经根经椎间孔出入。椎间孔呈较短的骨性管道，自后内侧斜向前外侧，其前内侧为椎体、椎间盘和钩椎关节，后外侧是关节突关节，内有脊神经根等通过。关节突关节呈近似横位，关节腔前方为下位颈椎的上关节突，后方为上位颈椎的下关节突。横突孔位于椎体两侧，呈圆形，内有椎动脉、椎静脉通行。

（2）脊柱区胸段的横断层：由第1～12胸椎椎体及其连结构成，以经胸椎椎体横断层（图7-1-4）和经胸椎间椎间盘横断层（图7-1-5）为例，主要观察椎管、椎间孔、椎体及其连结、肋头关节和肋横突关节，为临床胸椎结核等病变的影像定位诊断提供解剖学依据。

胸椎椎体自上而下逐渐增大，中胸段呈心形，其前后径大于左右径。胸椎椎体之间由椎间盘及其前方的前纵韧带和后方的后纵韧带相连，椎间盘较薄，其外侧出现肋头的断面。肋头与相邻椎体侧面的肋凹构成肋头关节，肋头中份与胸椎间椎间盘相邻，上份与上位胸椎侧面的肋凹形成关节，下份与下位胸椎侧面的肋凹形成关节。胸椎横突的前面有肋凹，

图 7-1-4　经胸椎椎体横断层
1. 椎体；2. 胸髓；3. 胸神经根；4. 椎弓板；5. 棘突；6. 关节突。

图 7-1-5　经胸椎间椎间盘横断层
1. 椎间盘；2. 肋头关节；3. 肋横突关节；4. 胸髓；5. 竖直肌；6. 背阔肌。

与其前方的肋结节构成肋横突关节。

胸椎椎弓根后方的棘突伸向后下方,呈叠瓦状;黄韧带和棘间韧带则分别位于上、下椎弓板之间和棘突之间,黄韧带构成椎管的后壁。关节突关节呈近似横位,关节腔的前方是下位胸椎的上关节突,后方是上位胸椎的下关节突,参与构成椎间孔的后壁。椎管呈近似圆形,脊髓位于其内,脊髓周围的硬膜外隙内有明显的脂肪组织,主要分布于椎弓与硬脊膜之间,椎体与硬脊膜之间较少见到脂肪组织。椎间孔呈横位,其前方为椎间盘和椎体,后方是关节突关节,内有脊神经根及脊神经节走行。

(3)脊柱区腰段的横断层:由第1～5腰椎及其连结构成,以经腰椎椎弓根层面(图7-1-6)和经腰椎间椎间盘横断层(图7-1-7)为例,主要观察椎体及其连结、椎管、椎间孔和侧隐窝、腰神经通道、马尾,为临床腰椎间盘突出等疾病的影像定位诊断提供解剖学依据。

腰椎椎体较大,呈肾形,其左右径大于前后径。椎体之间的椎间盘较厚,其向椎体上、下面的凹陷处突入,形成椎间盘"长入"椎体内的假象。在靠近椎体上、下面的横断层上,椎体后份有时出现2个圆形的椎间盘断面。黄韧带连结于相邻椎弓板之间,呈节段性、叠瓦

图 7-1-6　经腰椎椎弓根层面
1. 前纵韧带;2. 椎体静脉;3. 棘突;4. 侧隐窝及脊神经根;5. 横突。

图 7-1-7　经腰椎间椎间盘横断层
1. 椎间盘;2. 硬膜囊;3. 脊神经节;4. 黄韧带;5. 关节突关节。

状的 V 形结构,构成椎管的后外侧壁,其前缘参与围成椎间孔。关节突关节位于黄韧带的外侧,呈近似矢状位。关节腔的外侧为下位腰椎的上关节突,内侧是上位腰椎的下关节突,关节突关节也参与围成椎间孔。

腰椎椎管的形态差异较大,自上而下呈卵圆形、三角形和三叶形,内有脊髓圆锥(第 1 腰椎层面)或马尾(第 1 腰椎以下的层面)。椎管内的硬脊膜及贴于其内面的蛛网膜形成硬脊膜囊和蛛网膜囊,包裹终池内的马尾和终丝,向下延续至第 2 骶椎高度。侧隐窝出现于三角形椎管的外侧,其前方为椎体,后方是上关节突和黄韧带,外侧是椎弓根,内有腰神经根通过。三叶形椎管外侧的侧隐窝更为明显,其左右径增大,侧隐窝向外下与椎间孔相延续。椎间孔即椎间管,其前方为椎体和椎间盘,后方是黄韧带和关节突关节,内有腰神经根通过。

脊髓与椎管不等长,脊髓在第 1 腰椎椎体下缘层面消失。腰神经根和骶神经根、尾神经根离开硬脊膜囊后,沿椎管外侧部逐渐下行至椎间孔(管)穿出,此段骨纤维管道为腰神经通道。在腰椎横断层上的椎间盘与其后方的黄韧带之间的间隙为盘黄间隙,此间隙的外侧份有腰神经根通过。盘黄间隙向上、下连通椎体与椎弓之间的侧隐窝,二者均呈节段性,相互连接形成椎管的外侧部。

(4)脊柱区骶尾段的横断层:由第 1～5 骶椎融合成的骶骨和第 1～3 尾椎融合成的尾骨连结构成,以经骶岬横断层(图 7-1-8)为例,主要观察骶管和骶前孔及其内结构,为临床脊柱骶尾段病变的影像定位诊断提供解剖学依据。

骶椎椎体上部横断层为脊柱的最宽大处,随层面下移则逐渐缩小,至尾骨层面时仅为细小的骨结构。骶骨内有退化后的细小的椎间盘。骶管与椎管相延续,断面由三角形逐渐向下移行为长椭圆形,内有骶神经根、尾神经根和终丝。硬脊膜囊在第 2 骶椎层面消失,其内的终丝也随之消失。

图 7-1-8　经骶岬横断层
1. 骶髂关节;2. 骶岬;3. 神经根。

【实验报告】
脊柱的横断层和影像解剖

实验内容:＿＿＿＿＿＿＿＿＿＿＿　　　　　　日期:＿＿＿＿年＿＿月＿＿日

姓名:＿＿＿＿＿　　　　学号:＿＿＿＿＿　　　　　　　　　得分:＿＿＿＿＿

1.填图（图7-1-9）

图7-1-9　经腰椎椎体的横断层

2.绘图　请绘图显示经寰枢关节横断层的主要结构（黑铅笔或彩图）。

（韦　力　胡光强　余　彦　赵　建　徐海波）

第二节　脊柱的矢状断层和影像解剖

【实验目标】

1. 观察椎体的一般形态结构,观察骨松质和骨密质在椎体各部的分布特点及 CT、MRI 图像表现。

2. 辨认椎间盘的纤维环和髓核,比较颈椎、胸椎和腰椎的椎间盘形态及厚度差异。

3. 辨认前纵韧带、后纵韧带、黄韧带、棘间韧带和棘上韧带,并观察其 CT、MRI 图像表现。

4. 观察椎间孔构成及其内的结构。比较颈椎、胸椎和腰椎的椎间孔走行及其脊神经根所在椎孔的位置。观察骶管的形态及骶管裂孔,查看骶管与椎管、骶管裂孔的关系。

5. 观察椎管的构成,比较颈段、胸段和腰段的椎管在矢状断层上的形态学差异。

6. 观察硬膜外隙和蛛网膜下隙的位置、形态及其结构,比较硬膜外隙与蛛网膜下隙的特点及其 CT、MRI 图像表现。

7. 观察脊髓的矢状断层形态和变化,以及脊髓末端的位置及形态变化。

8. 辨认椎体静脉、椎内静脉丛和椎外静脉丛,观察其 CT、MRI 图像表现。

9. 观察颈椎、胸椎和腰椎的关节突关节形态,辨认其上关节突和下关节突。

10. 查看肋头关节和肋横突关节的构成及其与胸椎椎体、椎间盘的关系。

11. 观察脊柱颈段、胸段、腰段和骶尾段的正中矢状断层和旁正中矢状断层的解剖学结构及 CT、MRI 图像表现。

【实验教具】

1.标本

（1）骨架。

（2）颈椎、胸椎、腰椎、骶骨和尾骨。

（3）连接椎骨的结构：椎间盘、前纵韧带、后纵韧带、黄韧带、棘间韧带、棘上韧带、横突间韧带和关节突关节。

（4）肋骨及胸椎与肋的连结、寰枢关节和寰枕关节。

（5）经寰枢关节和寰枕关节的横断层，颈段、胸段、腰段和骶段经椎间盘、椎体下部和椎弓根的横断层。

（6）脊柱的正中矢状切面和旁正中矢状切面。

（7）颈段脊柱（示钩椎关节）。

（8）脊髓及脊髓被膜。

2. 模型

（1）腰神经通道。

（2）脊柱的正中矢状切面和旁正中矢状切面。

（3）椎静脉系。

3. 多媒体课件　脊柱的矢状断层和影像解剖。

4. CT 和 MRI 图像　脊柱颈段、胸段、腰段和骶尾段的连续矢状断层 CT 和 MRI 图像。

【实验内容及方法】

一、观 察 方 法

首先，观察脊柱的整体标本和模型，理解颈段、胸段、腰段和骶尾段的椎骨形态结构特点，骨密质和骨松质在椎骨的分布特点；再将脊柱的结构在头脑里形成立体概念。其次，在矢状断层标本上观察椎孔（椎管）和椎间孔位置及构成；观察椎间盘、前纵韧带、后纵韧带、黄韧带、棘间韧带、棘上韧带、横突间韧带和关节突关节等位置和结构特点，同时与 CT 和 MRI 图像进行对照观察。

二、观察内容及层面

1. 观察内容

（1）脊柱颈段：关节突关节、椎间盘、椎间孔、椎管、黄韧带、寰枢关节、脊髓和硬膜外隙。

（2）脊柱胸段：关节突关节、黄韧带、椎间孔、椎管和脊髓。

（3）脊柱腰段：马尾、关节突关节、椎间盘、椎间孔、椎管和黄韧带。

（4）脊柱骶尾段：骶管和骶管裂孔。

2. 观察层面　脊柱区的矢状断层分为正中矢状断层和左、右旁正中矢状断层，正中矢状断层为椎体正中线所在的层面，主要特征：有连续的脊髓断面。左、右旁正中矢状断面为椎间孔所在的层面，主要特征：有脊柱颈段、胸段和腰段的椎间孔。

（1）脊柱区正中矢状断层：由脊柱区颈段、胸段、腰段和骶尾段构成，以脊柱正中矢状断层 MRI 图像（图 7-2-1）为例，主要观察椎体、椎间盘、椎管及脊髓和马尾，为临床椎间盘突出症等疾病的 MRI 影像学定位诊断提供形态学依据。

寰椎前弓后面的齿突凹与枢椎齿突构成寰枢正中关节（图 7-2-1A），齿突后方隔细小的寰椎横韧带与椎管内的脊髓相邻。第 3～7 颈椎椎体较小，由较薄的颈椎间椎间盘相连结，其前、后方分别有前纵韧带和后纵韧带相贴。椎间盘前份较后份厚，其前缘高度约为后缘的 2 倍，椎间盘较相邻的椎体薄，约为椎体高度的 1/3。第 2～6 颈椎的棘突较短，其间有棘间韧带相连，向后与棘突末端的项韧带相延续。

图 7-2-1　脊柱正中矢状断层 MRI(FSE T₂WI)图像

1. 脊髓；2. 棘突；3. 棘上韧带；4. 椎体；5. 椎间盘；6. 黄韧带；7. 马尾。

胸椎椎体自上而下逐渐增大（图 7-2-1B），其前缘高度小于后缘；椎间盘较颈段和腰段薄，前部薄、后部厚。椎弓板后方的棘突较长，呈叠瓦状斜向后下方。黄韧带和棘间韧带分别位于椎弓板和棘突之间，后者向后与棘突末端的棘上韧带相连。腰椎椎体和椎间盘较颈段和胸段粗大，椎间盘的中份向上下膨出，其前后端也较大，犹如横置的花瓶。椎间盘厚度为相邻椎体高度的 1/2，其后缘平直或轻度后凸，与椎管内硬脊膜囊之间有丰富的脂肪组织。椎弓板后方的棘突呈板状，水平伸向后方；黄韧带和棘间韧带分别位于椎弓板和棘突之间，二者相连且向后延续为棘突表面的棘上韧带。骶骨呈倒三角形，其前部的骶椎椎体之间有较细小且不完整的椎间盘。骶骨中部为骶管，与上方的椎管相延续，其后部下方的缺损为骶管裂孔。骶骨下方细小的尾骨弯向前方，其内可有不完整的椎间盘。

椎管位于脊柱区中央（图 7-2-1C），前方为椎体、椎间盘和后纵韧带，后方是椎弓板和黄韧带，内有脊髓及其被膜。脊髓前、后方有硬脊膜及其紧贴的蛛网膜，硬脊膜与椎管内面之间为硬膜外隙，蛛网膜深部为潜在的蛛网膜下隙。脊髓在第 1 腰椎椎体处稍膨大后消失，其下方有细条状的终丝和马尾，位于硬脊膜囊形成的终池内。椎管向下延续为骶骨内的骶管，硬脊膜囊在第 2 骶椎处消失。

（2）脊柱区旁正中矢状断层：由脊柱区颈段、胸段、腰段和骶尾段构成，以脊柱旁正中矢状断层 MRI 图像（图 7-2-2）为例，主要观察椎间孔和关节突关节，为临床椎间孔狭窄等疾病的 MRI 影像定位诊断提供解剖学依据。

颈椎椎间孔呈卵圆形，上下径较前后径稍长；依据椎间孔内的结构分为上、下部，上部有静脉和脂肪组织，下部有颈神经根通过。椎间孔内的颈神经根常低于相应椎间盘平面，前根位于下方，后根位于上方。胸椎椎间孔呈卵圆形，上下径较前后径长，内有胸神经根通过。腰椎椎间孔的形态不规则，上下径大于前后径；腰椎椎间孔也分为上、下部，上部有腰神经根等通过，下部为静脉的通道。寰椎侧块的关节凹与上方枕骨的枕髁构成寰枕关节，关节腔呈弧形。颈椎的关节突近似水平位，其下位颈椎上关节突的关节面朝向上后方，上位颈椎下关节突的关节面朝向下前方，关节腔稍向后下倾斜。胸椎的关节突呈冠状位，其下位胸椎上关节突的关节面朝向后上方，上位胸椎下关节突的关节面朝向前下方，关节腔斜向后下方。腰椎的关节突近似矢状位,其下位腰椎上关节突的关节面朝向后内侧,上位腰椎下关节突的关节面朝向前外侧,关节腔斜向后下方。

图7-2-2 脊柱旁正中矢状断层MRI图像

1. 关节突关节;2. 椎间孔;3. 椎动脉;4. 椎弓根。

【实验报告】

脊柱的矢状断层和影像解剖

实验内容:_____   日期:_____年___月___日

姓名:_____   学号:_____   得分:_____

1. 填图(图7-2-3)

图7-2-3 脊柱正中矢状断层MRI图像

2. 绘图 请绘图显示经腰椎正中矢状断层的主要结构(黑铅笔或彩图)。

(韦 力 胡光强 余 彦 赵 建 徐海波)

29